Fitness Posturale

Il Tuo Percorso Verso

un Corpo Armonioso e Sano

Di

Daniele Bellini

Sommario

Capitolo 1: Introduzione al Fitness Posturale

Il Fitness Posturale non è semplicemente un termine alla moda o una nuova tendenza nel mondo del benessere. Si tratta di una filosofia di vita, un approccio olistico alla salute del corpo che pone l'accento sulla postura come fondamenta per una vita sana e in equilibrio.

Iniziamo con un'esplorazione base. La postura è la posizione in cui teniamo il nostro corpo mentre stiamo in piedi, seduti o sdraiati. Una buona postura è l'orientamento corretto e l'allineamento delle parti del corpo rispetto ai vicini centri di gravità. Essa è mantenuta principalmente attraverso i muscoli scheletrici, ma anche attraverso la struttura ossea, i tendini e altri mezzi di supporto. Quando parliamo di Fitness Posturale, ci riferiamo all'integrazione di esercizi, tecniche e abitudini che mirano a migliorare e mantenere una postura corretta, equilibrata e armoniosa.

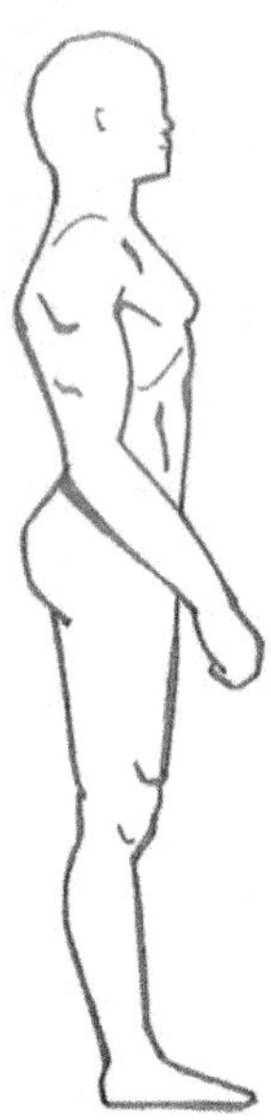

La postura non si limita alla semplice "apparenza" esteriore o al modo in cui ci teniamo dritti. Ha profonde implicazioni sulla salute complessiva, influenzando funzioni corporee fondamentali come la respirazione, la circolazione sanguigna e la funzionalità muscolare. Una postura scorretta può, nel tempo, portare a una serie di problemi di salute, dal dolore cronico ai disturbi digestivi.

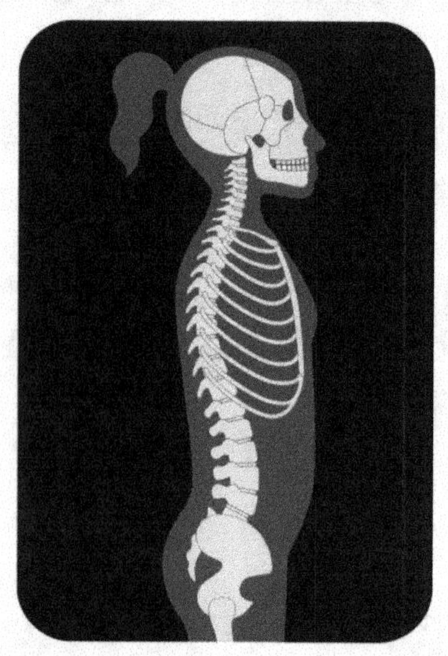
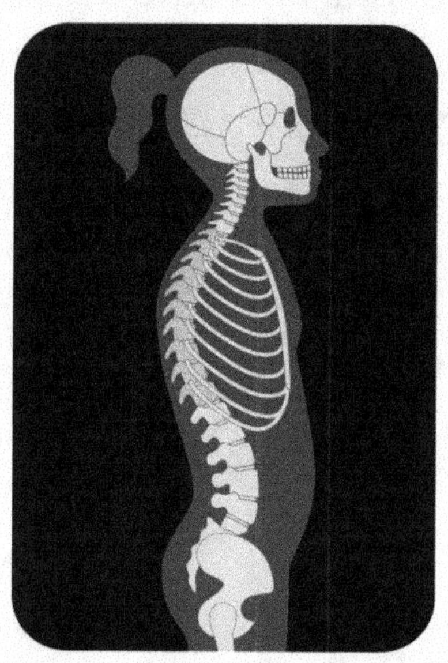

Il Fitness Posturale, quindi, va oltre la mera estetica. È una pratica che integra conoscenza, consapevolezza e azione. Significa comprendere come funziona il nostro corpo, riconoscere i segnali che ci manda quando qualcosa non va, e agire di conseguenza, attraverso esercizi mirati e abitudini quotidiane.

Ma perché il Fitness Posturale sta guadagnando così tanto rilievo? La risposta risiede nell'evoluzione delle nostre abitudini di vita. Con l'avvento della tecnologia, la maggior parte di noi trascorre ore seduta davanti a un computer, con il collo piegato sullo smartphone o con la schiena curva in posti mal progettati ergonomicamente. Questo stile di vita sedentario e le posture scorrette che ne derivano sono diventate la norma piuttosto che l'eccezione, creando una cascata di problemi posturali e di salute associati.

Il Fitness Posturale emerge, quindi, come una risposta necessaria a questi cambiamenti. Offre un percorso attraverso il quale possiamo riequilibrare il nostro corpo, correggere gli squilibri e trovare una nuova armonia nella nostra struttura muscolare e scheletrica.

Concludendo, il Fitness Posturale non è solo una serie di esercizi o tecniche, ma un viaggio di consapevolezza e cura di sé. È un invito a riconnettersi con il proprio corpo, ad ascoltarlo e a fornirgli ciò di cui ha bisogno per funzionare al meglio.

Dopo aver compreso la natura e l'essenza del Fitness Posturale, è cruciale soffermarsi sull'importanza di una buona postura. La postura non è soltanto un aspetto estetico del nostro corpo; rappresenta, in realtà, un pilastro centrale della nostra salute complessiva.

Una postura corretta implica un allineamento armonioso e bilanciato del corpo. Questo significa che la testa, la colonna vertebrale, e gli arti sono allineati in modo da ridurre al minimo lo sforzo e la tensione sui muscoli e le articolazioni. Quando questo equilibrio si perde, il corpo inizia a soffrire: i muscoli lavorano in maniera non ottimale, le articolazioni possono essere sottoposte a sollecitazioni indebite e potrebbero verificarsi problemi di circolazione.

Un vantaggio immediato di una buona postura è la prevenzione del dolore. Molti di noi hanno sperimentato il dolore al collo, alle spalle o alla schiena a causa di una postura scorretta. Quando ci sediamo, camminiamo o ci alziamo con una postura inadeguata per periodi prolungati, mettiamo sotto pressione specifiche aree del corpo che non sono progettate per sopportare tale tensione. Questo può portare a dolore, rigidità e, a lungo termine, a condizioni croniche.

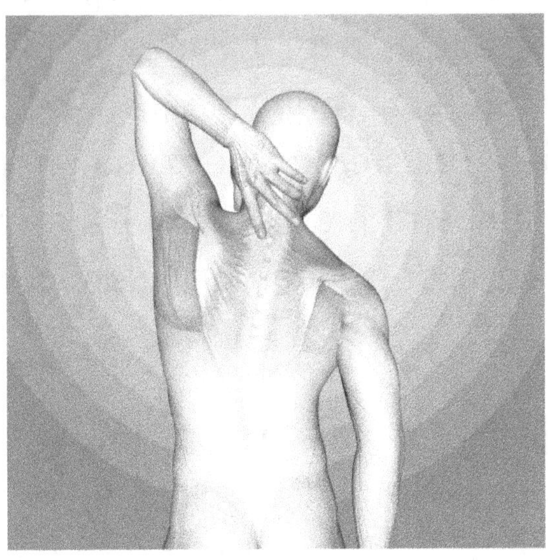

Ma i benefici di una buona postura vanno ben oltre la prevenzione del dolore. Una postura corretta favorisce una migliore respirazione. Quando il torace e il diaframma hanno lo spazio adeguato a espandersi, l'ossigenazione del corpo è ottimale. Questo, a sua volta, migliora la nostra concentrazione, la nostra capacità di gestire lo stress e anche il nostro umore.

Inoltre, una postura corretta influisce positivamente sulla nostra autostima e sulla percezione di noi stessi. Quando ci teniamo dritti, con la testa alta e le spalle aperte, inviamo un messaggio di fiducia e sicurezza, non solo a chi ci sta attorno, ma anche a noi stessi. Questo ha un impatto diretto sulla nostra mentalità, sull'autostima e sul modo in cui ci presentiamo al mondo.

Uno degli aspetti meno noti, ma fondamentali, della buona postura riguarda la funzionalità degli organi interni. Una postura scorretta può comprimere gli organi, limitando la loro capacità di funzionare correttamente. Questo può influire sulla digestione, sulla circolazione e su altre funzioni vitali.

Ora, tenendo a mente tutti questi benefici, diventa evidente che la postura non è solo una questione di apparenza estetica. È una componente essenziale della nostra salute e del nostro benessere complessivo.

Il Fitness Posturale non è solo un concetto isolato centrato sulla postura; rappresenta un pilastro per la salute e il benessere globale dell'individuo. Esplorando le sue molteplici dimensioni, si può comprendere come esso si imbrica in ogni aspetto della nostra salute fisica e mentale.

La parola chiave nel Fitness Posturale è "equilibrio". Nel contesto fisico, ci riferiamo all'armonia tra diversi gruppi muscolari. Ogni muscolo nel nostro corpo ha una funzione e, per funzionare in modo ottimale, richiede che il muscolo opposto sia altrettanto forte e flessibile. Ad esempio, muscoli del petto forti richiedono una schiena altrettanto forte per garantire un allineamento appropriato. Questo bilanciamento previene la tensione muscolare, il dolore e la fatica, aiutando a mantenere una postura ideale.

La flessibilità è un altro aspetto fondamentale. I muscoli rigidi limitano la nostra gamma di movimento, ostacolando la capacità del corpo di allinearsi correttamente. Con il Fitness Posturale, si enfatizza l'importanza degli esercizi di allungamento, assicurando che i muscoli siano estensibili e pronti a sostenere una gamma completa di movimento.

Un vantaggio notevole del Fitness Posturale è la prevenzione delle lesioni. Quando il corpo è in equilibrio e i muscoli sono flessibili, si riduce significativamente il rischio di infortuni come distorsioni e stiramenti. E non si tratta solo di infortuni derivanti da attività sportive; anche le semplici attività quotidiane possono diventare pericolose se i nostri muscoli non sono preparati e allineati correttamente.

Dal punto di vista neurologico, il Fitness Posturale ha un impatto significativo. Una postura scorretta può causare pressione su specifiche vertebre, che a loro volta possono comprimere i nervi. Questa compressione può manifestarsi attraverso dolore, formicolio e una varietà di altri sintomi. Mantenendo una postura corretta attraverso il Fitness Posturale, si proteggono e si nutrono questi nervi, assicurando che possano funzionare senza interferenze.

Oltre ai benefici fisici, il Fitness Posturale porta con sé profondi vantaggi psicologici. Il modo in cui portiamo il nostro corpo ha un impatto diretto sulla nostra mente. Una postura eretta e bilanciata può instillare un senso di fiducia e autostima. Al contrario, una postura chiusa e ricurva può influire negativamente sulla nostra percezione di noi stessi e sul nostro stato d'animo. Quindi, mentre lavoriamo sul nostro corpo attraverso il Fitness Posturale, stiamo anche coltivando una mente più resiliente e positiva.

In conclusione, il Fitness Posturale non riguarda solo la cura della nostra colonna vertebrale o l'allineamento dei nostri muscoli. Esso rappresenta un impegno globale verso la salute, unendo corpo e mente in un viaggio di autentico benessere. E mentre ci muoviamo in questo viaggio, è essenziale riconoscere e comprendere gli ostacoli che potrebbero sorgere lungo la strada, affrontandoli con consapevolezza e determinazione.

Molte persone associano il concetto di fitness principalmente alla perdita di peso, alla tonificazione muscolare o alla costruzione di muscoli. Tuttavia, il Fitness Posturale offre una prospettiva diversa, concentrandosi sulla qualità del movi-

mento, sulla biomeccanica del corpo e, natural-
mente, sulla postura. Questo approccio olistico
non solo migliora l'aspetto esteriore del corpo,
ma ha profonde ripercussioni sulla nostra vita
quotidiana.

Un aspetto cruciale del Fitness Posturale è la prevenzione delle lesioni. Molti sportivi e non sportivi, si trovano ad affrontare infortuni causati da
movimenti ripetuti, squilibri muscolari o semplici
movimenti errati nella vita di tutti i giorni. Integrando le tecniche del Fitness Posturale, è possibile ridurre significativamente il rischio di questi
infortuni. Un corpo allineato e bilanciato si muove
in modo più efficiente e ha meno probabilità di
incorrere in stress e strain che possono portare a
lesioni.

Questo concetto di movimento efficiente si
estende anche alle attività quotidiane. Immagina
di sollevare una scatola pesante, giocare con i tuoi
figli, o anche fare una passeggiata. Con una po-

stura migliore e una maggiore consapevolezza corporea, queste azioni diventano più facili e meno faticose. La stanchezza che potresti aver provato dopo aver trascorso una giornata in piedi può diminuire, e potresti scoprire una nuova vivacità nelle tue azioni.

Ma non è solo il corpo a beneficiare. Il Fitness Posturale ha un'influenza significativa sulla mente. Una postura corretta è spesso associata a un maggiore senso di sicurezza e fiducia in sé stessi. Questo perché la postura non è solo una manifestazione fisica, ma è anche legata alle nostre emozioni e alla nostra psiche. Quando ti senti fiero e sicuro, tendi a tenerti dritto. Allo stesso modo, quando lavori sulla tua postura attraverso il Fitness Posturale, questo senso di fiducia e sicurezza può riflettersi anche nel tuo stato d'animo.

Un altro aspetto fondamentale è il legame tra Fitness Posturale e sonno di qualità. Una postura scorretta durante il giorno può portare a tensioni e dolori che rendono difficile trovare una posizione comoda durante il sonno. Questo può interrompere il sonno profondo e ridurre la qualità complessiva del riposo. Tuttavia, con una postura migliorata, è più probabile che tu possa dormire in modo più confortevole e profondo, risvegliandoti riposato e rigenerato.

Infine, considera l'effetto a lungo termine. Con l'età, molte persone sperimentano problemi posturali, che possono portare a una serie di problemi di salute. Attraverso il Fitness Posturale, si ha l'opportunità di combattere questi effetti del tempo, mantenendo un corpo forte, allineato e funzionale per molti anni a venire.

Integrando il Fitness Posturale nella tua vita, non stai solo investendo nel tuo benessere attuale, ma stai anche gettando le basi per una vita futura di salute e vitalità. E come vedremo a breve, la dinamica tra movimento e postura va ben oltre gli esercizi statici, offrendo una comprensione ancora più profonda di come il nostro corpo funziona e di come possiamo farlo funzionare al meglio per noi.

In molti hanno l'errata percezione che la postura riguardi solo la stazione eretta o la seduta, associando il concetto di "buona postura" alla mera capacità di stare in piedi o seduti dritti. In realtà, la postura non è statica, ma dinamica. Esplorando l'interazione tra movimento e postura, possiamo capire che mantenere una postura ideale va ben oltre l'esercizio statico.

La nostra postura cambia costantemente in risposta al nostro ambiente e alle attività che svolgiamo. Ogni movimento, sia esso piccolo o grande, influenza il nostro allineamento posturale. Pensa, per esempio, a come cambia la tua postura quando cammini su una spiaggia sabbiosa rispetto a quando cammini su una strada asfaltata. O come la tua postura si adatta quando sollevi un peso dal pavimento rispetto a quando lo prendi da un ripiano alto.

Il movimento e la postura sono strettamente interconnessi attraverso una rete di muscoli, tendini e legamenti. Quando uno di questi componenti non funziona come dovrebbe, l'intero sistema può essere compromesso. Ad esempio, un muscolo debole o accorciato in un'area del corpo può causare squilibri posturali in un'area completamente diversa. Ecco perché è essenziale considerare l'interazione tra movimento e postura in un contesto globale, piuttosto che focalizzarsi su aree isolate.

Quando integriamo movimenti dinamici nella nostra routine di Fitness Posturale, non solo stiamo rafforzando e allungando i muscoli necessari per una postura corretta, ma stiamo anche allenando il nostro corpo a mantenere quell'allineamento in una varietà di posizioni e situazioni. Questo allenamento dinamico è fondamentale per chiunque, dalle persone sedentarie ai professionisti dello sport.

Un altro aspetto da considerare è l'importanza della propriocezione, ovvero la consapevolezza della posizione del nostro corpo nello spazio. Attraverso il movimento, rafforziamo questa percezione, che è fondamentale per mantenere una postura corretta. Ad esempio, un ballerino deve essere altamente consapevole di ogni parte del suo corpo mentre si muove, garantendo che ogni posizione sia eseguita con precisione posturale.

Questo non significa che gli esercizi statici siano inutili; al contrario, sono essenziali per stabilire una solida base posturale. Tuttavia, è fondamentale integrare questi esercizi con movimenti dinamici per assicurare che la postura corretta venga mantenuta durante le attività quotidiane.

Un approccio equilibrato al Fitness Posturale, che combina esercizi sia statici che dinamici, garantirà che il corpo sia preparato non solo a stare in piedi dritto, ma anche a muoversi, sollevarsi, piegarsi e girarsi con un allineamento ottimale. E in questo modo, si minimizzano i rischi di infortuni, si promuove un movimento più efficiente e si sostiene una salute muscolo-scheletrica ottimale.

Capitolo 2: Anatomia e Po-stura: Fondamentali per Comprendere

Comprendere l'anatomia muscolo-scheletrica è fondamentale per capire come il nostro corpo si muove, funziona e interagisce con il mondo che lo circonda. Il sistema muscolo-scheletrico è composto da due componenti principali: il sistema osseo e il sistema muscolare. Questi due sistemi lavorano insieme per permetterci di muoverci, mantenere la postura e svolgere una miriade di altre funzioni quotidiane.

Il sistema osseo, o **scheletro**, è la struttura portante del corpo. È composto da 206 ossa nell'adulto, suddivise in diverse categorie in base alla loro forma e funzione:

Ossa lunghe: Come il femore e l'omero, queste ossa sono più lunghe che larghe e fungono da leve per il movimento.

Ossa corte: Si trovano in aree come il polso e la caviglia. Sono quasi cubiche e forniscono stabilità.

Ossa piatte: Come le scapole o il cranio, proteggono gli organi sottostanti.

Ossa irregolari: Queste ossa, come quelle della colonna vertebrale, hanno forme complesse che non rientrano nelle altre categorie.

Le ossa sono collegate tra loro attraverso articolazioni, che permettono il movimento. Alcune articolazioni, come quelle del ginocchio o del gomito, permettono un ampio grado di movimento, mentre altre, come quelle del cranio, sono quasi immobili.

Il sistema muscolare, dall'altro lato, è composto da oltre 600 muscoli. Questi muscoli possono contrarsi (accorciarsi) e rilassarsi (allungarsi), permettendoci di muoverci. I muscoli sono attaccati alle ossa attraverso i tendini, strutture robuste e flessibili. La contrazione di un muscolo porterà all'azione su un osso, causando il movimento. Ad esempio, quando il bicipite si contrae, porta l'avambraccio a piegarsi sul braccio.

I muscoli possono essere suddivisi in tre categorie:

Muscoli scheletrici: Questi sono i muscoli che controlliamo volontariamente. Ci permettono di correre, saltare, sollevare pesi e svolgere altre attività.

Muscoli lisci: Si trovano nelle pareti degli organi interni come lo stomaco o l'intestino e lavorano in modo involontario.

Muscolo cardiaco: Questo muscolo speciale forma il cuore e, anche lui, lavora in modo involontario.

Una postura corretta e una funzione muscolare ottimale richiedono un'armoniosa collaborazione tra ossa e muscoli. Se un muscolo è troppo teso o troppo debole, può causare squilibri posturali. Analogamente, un problema in una singola articolazione, come un'articolazione del ginocchio artritica, può influire sulla postura generale.

Ora, con una comprensione di base del sistema muscolo-scheletrico, possiamo iniziare a esplorare come squilibri o problemi in questo sistema possono portare a problematiche posturali. Dalla misura in cui ogni osso si posiziona all'efficacia con cui ogni muscolo svolge la sua funzione, ogni dettaglio del sistema muscolo-scheletrico ha un ruolo cruciale nel determinare la nostra postura. Con questa fondazione, possiamo approfondire ulteriormente come riconoscere e affrontare questi squilibri nel contesto del Fitness Posturale.

Il corpo umano, nella sua complessità, è come una struttura architettonica in equilibrio dinamico. In questa struttura, muscoli e ossa giocano ruoli decisivi nel determinare come ci teniamo e come ci muoviamo, ovvero la nostra postura.

Iniziamo con **le ossa**. Pensate ad esse come i pilastri di un edificio. Forniscono la struttura di base e la forma al corpo. Tuttavia, a differenza dei pilastri di un edificio, le ossa possono muoversi grazie alle articolazioni. Ogni articolazione ha una gamma di movimento specifica, e la posizione di ogni osso è determinata dalla somma delle posizioni delle sue articolazioni. Se un'articolazione non funziona correttamente, può alterare l'intera postura del corpo.

Ad esempio, un infortunio all'articolazione dell'anca può far sì che un individuo cammini zoppicando, spostando il peso in modo non uniforme e mettendo tensione sulle strutture circostanti. Questa compensazione può portare a squilibri in altre parti del corpo, come la colonna vertebrale o il ginocchio.

I muscoli, d'altra parte, sono i motori di questo edificio. Determinano come le ossa si muovono e come sono allineate. I muscoli lavorano in coppie antagoniste; quando un muscolo si contrae, il suo muscolo opposto si rilassa. Ad esempio, quando il bicipite si contrae, il tricipite si rilassa, permettendo al braccio di flettersi.

Quando un muscolo è costantemente teso o accorciato, può trattenere un osso in una posizione non ideale, causando squilibri posturali. Una postura seduta prolungata, ad esempio, può causare un accorciamento dei flessori dell'anca, portando a un'inclinazione anteriore del bacino e a uno sforzo eccessivo sui muscoli della parte bassa della schiena.

Questi squilibri muscolari non sono solo il risultato di posture scorrette o trauma, ma possono anche derivare da condizioni neurologiche, disidratazione, infiammazione, stress o inattività fisica prolungata. La chiave per correggerli è la consapevolezza, l'educazione e un approccio integrato che consideri l'intero sistema muscoloscheletrico.

Ecco perché la conoscenza dell'anatomia e della biomeccanica è essenziale per chi pratica il fitness posturale. Con questa comprensione, è possibile identificare i segni sottili di squilibrio, anticipare potenziali problemi e lavorare verso soluzioni preventive o correttive.

Per esempio, se qualcuno si lamenta di dolore al ginocchio, la causa potrebbe non essere nel ginocchio stesso, ma in un muscolo accorciato o debole in un'altra parte del corpo, come l'anca o il piede, che sta causando un allineamento scorretto.

Mettere in evidenza l'importanza di ossa e muscoli nella determinazione della postura è cruciale. Comprendendo come funzionano insieme e come gli squilibri possono manifestarsi, possiamo costruire strategie per affrontare e prevenire problemi posturali, guidando verso una salute ottimale e un benessere duraturo.

Nel contesto di una crescente comprensione dell'anatomia muscolo-scheletrica e del modo in cui ossa e muscoli influenzano la postura, è essenziale riconoscere gli squilibri posturali frequentemente riscontrati nella popolazione. Questi squilibri possono avere origine da una serie di fattori e, se non trattati, possono portare a problemi cronici e limitazioni nella qualità della vita.

1. Lordosi lombare: Si tratta di una curvatura eccessiva della colonna lombare, spesso visibile con l'inarcamento eccessivo della bassa schiena. Le cause possono includere sedentarietà, eccessiva sollecitazione dei muscoli lombari e accorciamento dei flessori dell'anca.

2. Cifosi toracica: Questa è una curvatura eccessiva della colonna toracica, che dà alla parte superiore della schiena un aspetto curvo o gobbo. Potrebbe derivare da posture sedute scorrette, in particolare davanti a computer o televisori, o dall'indebolimento dei muscoli della parte anteriore del corpo.

3. Scapole alate: Si verifica quando le scapole sporgono eccessivamente dalla schiena, spesso a causa di muscoli deboli o poco sviluppati che collegano le scapole alla colonna vertebrale e al torace.

4. Piede piatto: L'assenza o il crollo dell'arco plantare può portare a una serie di problemi posturali, influenzando la catena cinetica verso l'alto fino alle ginocchia, all'anca e alla colonna vertebrale.

5. Rotazione interna delle spalle: Tipica di chi passa molte ore al computer o guida per lunghi periodi, si manifesta con le spalle che si curvano in avanti e in dentro, causando tensione sul petto e indebolendo i muscoli delle scapole.

Le cause degli squilibri posturali sono varie e complesse. Alcuni sono il risultato di abitudini quotidiane, come sedersi per lunghi periodi, portare borse pesanti su un solo lato del corpo o utilizzare scarpe inadatte. Altre cause includono traumi fisici, come cadute o infortuni sportivi, che portano il corpo a compensare il dolore o la debolezza in un'area specifica. Anche la genetica gioca un ruolo: alcune persone potrebbero ereditare una predisposizione a determinati squilibri posturali.

Tuttavia, nonostante le numerose cause, ciò che è universale è l'effetto dominante che questi squilibri possono avere sull'intero sistema muscolo-scheletrico. Quando una parte del corpo è fuori allineamento, spesso genera una reazione a catena, causando ulteriori squilibri in altre aree. Questo fenomeno enfatizza l'importanza di affrontare gli squilibri non solo localmente ma considerando il corpo nella sua interezza.

Con questa consapevolezza, possiamo iniziare a costruire strategie per identificare e correggere questi squilibri. Mentre proseguiamo nel nostro viaggio attraverso la comprensione della postura, scopriremo come il riconoscimento e la correzione di questi squilibri possano portare a una vita più sana e libera da dolore. La chiave sta nell'identificazione precoce e nell'adozione di misure preventive, affrontando ogni squilibrio alla radice prima che possa manifestarsi in problemi più gravi.

L'essenza del nostro movimento e del benessere generale può essere attribuita, in parte, alla postura. Quando manteniamo una postura ottimale, le strutture del nostro corpo - come ossa, articolazioni e muscoli - lavorano in armonia, riducendo l'usura e il potenziale danno. Ma cosa succede quando questa sinergia viene interrotta?

Quando il nostro corpo adotta posture scorrette, che si tratti di incurvarsi mentre si è seduti, di camminare con le spalle incurvate o di reggersi su un lato più dell'altro, si generano tensioni in aree specifiche. Queste tensioni, se mantenute nel tempo, possono diventare punti focali di dolore.

Ogni volta che una persona mantiene una postura non naturale, i muscoli sono costretti a lavorare in modo più intensivo. Alcuni muscoli potrebbero sovraccaricarsi, mentre altri potrebbero diventare passivi o atrofizzati. Questo disequilibrio muscolare può portare a un aumento della pressione sulle articolazioni e sui dischi intervertebrali. Ad esempio, una protrusione persistente del collo (spesso vista quando si utilizza il cellulare) può portare a tensioni sulle vertebre cervicali, potenzialmente causando dolore al collo e alle spalle.

Oltre ai problemi muscolo-scheletrici, una postura scorretta può anche influenzare la funzione degli organi interni. Una compressione prolungata dell'addome, dovuta alla seduta slavata, può limitare la funzionalità di organi come lo stomaco e l'intestino, causando problemi digestivi. Inoltre, una postura chiusa può ridurre la capacità dei polmoni di espandersi completamente, limitando l'apporto di ossigeno e influenzando la concentrazione e la stanchezza.

Ma c'è un ulteriore livello di complessità nella relazione tra postura e dolore. Non solo la postura fisica può influenzare il benessere, ma la postura può anche essere un riflesso delle nostre emozioni e del nostro stato mentale. Quando siamo stressati, tendiamo a contrarre i muscoli e ad adottare posture chiuse. Questa tensione emotiva, mantenuta nel tempo, può trasformarsi in dolore fisico. D'altra parte, il dolore cronico dovuto a problemi posturali può influenzare la nostra salute mentale, portando a sentimenti di frustrazione, depressione e ansia.

La buona notizia è che il riconoscimento di questi meccanismi e l'adeguamento della postura possono offrire un potente antidoto al dolore. Attraverso terapie specifiche, esercizi mirati e consapevolezza quotidiana, è possibile non solo correggere gli squilibri posturali ma anche liberarsi da cicli di dolore persistente. Integrare queste pratiche nella vita quotidiana può offrire benefici a lungo termine, non solo riducendo il dolore ma anche migliorando la qualità della vita.

Con questa comprensione della profonda interconnessione tra postura e dolore, possiamo vedere quanto sia cruciale integrare la salute posturale nelle nostre routine quotidiane. Ogni passo che facciamo per migliorare la nostra postura non solo ci avvicina a una vita senza dolore, ma amplifica anche il nostro benessere generale. Essere attenti a come ci muoviamo e come ci posizioniamo nel mondo può avere effetti trasformativi, preparando il terreno per ulteriori discussioni sulle soluzioni e le strategie per vivere una vita equilibrata e armoniosa.

Una buona postura è essenziale non solo per la nostra presentazione esteriore, ma soprattutto per il benessere interno e la salute del nostro sistema muscolo-scheletrico. Ma come possiamo riconoscere gli indicatori di una postura corretta?

La consapevolezza di questi segni ci permetterà di autovalutarci e di apportare le necessarie correzioni al nostro allineamento quotidiano.

1. Allineamento della Testa: La testa dovrebbe essere posizionata in modo che sia allineata con la colonna vertebrale, né troppo inclinata in avanti né troppo indietro. Questo allineamento riduce la pressione sulle vertebre cervicali, prevenendo tensioni e affaticamenti.

2. Spalle Rilassate: Le spalle dovrebbero essere posizionate in modo rilassato e abbassato, non alzate o spinte in avanti. Questa disposizione permette ai muscoli della schiena e del torace di lavorare senza sovraccarichi, evitando tensioni inutili.

3. Colonna Vertebrale Neutra: Il naturale "S" della colonna vertebrale dovrebbe essere mantenuto, evitando iperlordosi (curvatura eccessiva) o cifosi (incurvatura). Questo allineamento neutro distribuisce il peso del corpo in modo equo lungo la colonna, proteggendo i dischi intervertebrali.

4. Bacino Bilanciato: Il bacino dovrebbe essere in una posizione neutra, senza inclinare troppo in avanti o indietro. Questo equilibrio aiuta a prevenire stress e tensioni sulla zona lombare e stabilizza la colonna vertebrale.

5. Ginocchia sopra le Caviglie: Quando si sta in piedi, le ginocchia dovrebbero essere allineate direttamente sopra le caviglie. Questa disposizione garantisce una distribuzione uniforme del peso sulle gambe e previene sovraccarichi sulle ginocchia.

6. Piedi Piantati e Paralleli: I piedi dovrebbero essere piantati saldamente al suolo, con le dita rivolte in avanti e non divergenti o convergenti. Questo posizionamento offre una base solida per l'intero corpo, sostenendo il peso e favorendo l'equilibrio.

7. Visione Orale: La linea degli occhi dovrebbe essere orizzontale, permettendoci di guardare in avanti senza inclinare la testa verso l'alto o verso il basso. Questo aiuta a mantenere l'allineamento della testa e del collo.

Osservare questi indicatori è solo l'inizio del viaggio verso una postura migliore. La pratica e la consapevolezza costante sono essenziali per mantenere questi allineamenti. E mentre potrebbe sembrare impegnativo all'inizio, col tempo, una buona postura diventerà una seconda natura.

Inoltre, è fondamentale ricordare che ogni individuo è unico. Sebbene questi indicatori forniscano una guida generale, le specifiche esigenze posturali possono variare da persona a persona. Per tale motivo, un approccio personalizzato e, se necessario, la guida di un professionista, possono essere strumenti inestimabili nel percorso verso una postura ottimale.

Nel contesto del benessere complessivo, una buona postura va ben oltre l'aspetto estetico. È una componente fondamentale della salute, della funzionalità e della prevenzione di molte patologie muscolo-scheletriche. Essere attenti e proattivi nel mantenere un allineamento adeguato ci posiziona in modo vantaggioso per una vita di mobilità, vitalità e comfort.

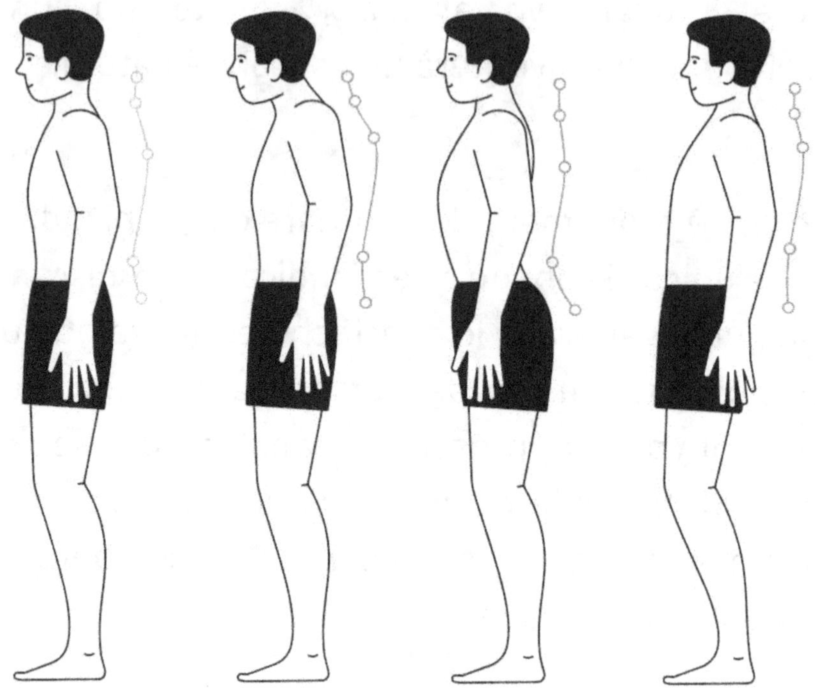

Postura corretta **Posture scorrette**

Capitolo 3: Sedentarietà e Stress: Gli Impatti sulla Postura

Nell'era moderna, la sedentarietà è diventata una delle principali minacce per la nostra postura. Spesso sottovalutata, questa abitudine, tipica delle società industrializzate, ha gravi ripercussioni sulla nostra salute posturale. L'importanza di comprendere questi rischi ci motiva a cercare soluzioni attive per combattere gli effetti negativi di uno stile di vita statico.

Il nostro corpo è stato progettato per muoversi. La nostra evoluzione come specie si basa sulla capacità di camminare, correre, sollevare e svolgere una serie di attività fisiche. Tuttavia, l'avvento della tecnologia e le esigenze lavorative moderne ci hanno relegati a lunghi periodi di inattività, spesso seduti davanti a computer o dispositivi mobili. Questo cambio di paradigma ha dato luogo a una serie di problemi posturali.

Muscoli indeboliti e accorciati: La sedentarietà, in particolare la posizione seduta prolungata, può portare all'accorciamento di alcuni muscoli e all'indebolimento di altri. Ad esempio, i muscoli dell'anca possono diventare accorciati, mentre quelli della schiena possono indebolirsi a causa della mancanza di utilizzo. Questa combinazione può portare a uno squilibrio muscolare, contribuendo a una postura scorretta.

Curvatura della colonna vertebrale: Stare seduti per lunghe ore, specialmente se si utilizzano mobili non ergonomici o se si adotta una postura errata, può alterare la naturale curvatura della colonna vertebrale. La zona lombare può iniziare a incurvarsi, creando una pressione non naturale sui dischi intervertebrali.

Cervicale anteriore: La tendenza a sporgere la testa in avanti mentre si utilizza il computer o il telefono, conosciuta come "cervicale anteriore", è un altro problema derivante dalla sedentarietà. Questa postura errata può portare a tensioni e dolore nella regione cervicale, con potenziali problemi a lungo termine se non corretti.

Diminuzione della circolazione sanguigna: Stare seduti per periodi prolungati può anche influenzare la circolazione sanguigna, in particolare nelle gambe. Questo può aumentare il rischio di coaguli di sangue e di altri problemi legati alla circolazione.

Riconoscendo questi pericoli, possiamo attuarci per contrastare gli effetti della sedentarietà. Alcuni piccoli ma significativi cambiamenti nelle nostre abitudini quotidiane possono fare la differenza. Introdurre pause attive, dove ci si alza e si cammina, può aiutare a ridurre la pressione sulla colonna vertebrale. Svolgere esercizi di stretching durante la giornata può aiutare a prevenire l'accorciamento muscolare. E l'adozione di mobili ergonomici può sostenere una postura corretta anche quando si è seduti.

Questi problemi posturali, purtroppo, non sono sempre immediatamente evidenti. Essi si manifestano lentamente nel corso del tempo, e quando i sintomi diventano palpabili, potrebbero già esserci danni significativi. È essenziale, quindi, adottare una mentalità proattiva e preventiva.

In conclusione, la sedentarietà rappresenta una minaccia silenziosa per la nostra postura. Se non affrontati, questi problemi possono avere conseguenze a lungo termine sulla nostra salute muscolo-scheletrica. Prendere consapevolezza di questi rischi e implementare cambiamenti positivi nella nostra routine quotidiana è il primo passo per proteggere e migliorare la nostra postura in un mondo sempre più sedentario.

Lo stress è una risposta biologica e psicologica a situazioni che percepiscono come minacciose o scomode. Mentre una certa dose di stress può effettivamente essere utile e persino stimolante, come lo stress prima di una prestazione o un esame, quando diventa cronico può avere effetti deleteri sulla salute complessiva e, specificamente, sul nostro sistema muscolo-scheletrico.

La risposta fisiologica allo stress: Quando siamo sotto stress, il corpo rilascia ormoni come il cortisolo e l'adrenalina. Questi ormoni preparano il corpo a reagire rapidamente, una reazione che alcuni chiamano "lotta o fuga". Il cuore batte più velocemente, i muscoli si irrigidiscono e il corpo si prepara a rispondere alla minaccia percepita. Se questa reazione si protrae nel tempo senza un adeguato periodo di riposo, può portare a una serie di problemi di salute, compresi quelli posturali.

Tensione muscolare: Una delle reazioni più comuni allo stress è la tensione muscolare. Quando siamo stressati, i muscoli, in particolare quelli del collo, delle spalle e della schiena, tendono a contrarsi. La tensione prolungata può portare a spasmi muscolari, dolore e un'alterata postura.

Alterazioni respiratorie: Lo stress può influenzare anche il nostro modo di respirare. Spesso, sotto stress, tendiamo a fare respiri corti e superficiali, utilizzando principalmente la parte superiore del torace piuttosto che il diaframma. Questo tipo di respirazione può portare a un minor apporto di ossigeno ai muscoli, contribuendo alla sensazione di stanchezza e tensione.

Postura compensativa: Il dolore e la tensione muscolare causati dallo stress possono portarci ad adottare posture compensative. Ad esempio, se sentiamo dolore nella parte bassa della schiena, potremmo iniziare a camminare o a sederci in un modo che riduca quella particolare tensione, ma che nel tempo può portare ad altri problemi posturali.

Impatti sul sonno: Lo stress spesso compromette la qualità del nostro sonno. Senza un adeguato riposo, i muscoli non hanno l'opportunità di rilassarsi e guarire, rendendo più difficile la correzione delle cattive abitudini posturali. Una cattiva qualità del sonno può anche renderci meno consapevoli della nostra postura durante il giorno.

È chiaro che lo stress ha una stretta connessione con il nostro sistema muscolo-scheletrico. Pertanto, è essenziale riconoscere i segni dello stress e trovare modi efficaci per gestirlo. Esistono numerose strategie, come la meditazione, il rilassamento guidato, l'esercizio fisico e la gestione del tempo, che possono aiutare a ridurre lo stress e, di conseguenza, i suoi effetti sulla postura.

Comprendere la profonda connessione tra lo stress e il nostro corpo ci consente di affrontare i problemi alla radice. Mantenendo un approccio equilibrato verso la vita e prestando attenzione alla nostra salute mentale e fisica, possiamo migliorare la nostra postura e prevenire problemi muscolo-scheletrici a lungo termine.

La sindrome dell'ufficio, ben nota a chi passa la maggior parte della giornata seduto davanti a una scrivania, riguarda un insieme di disturbi muscolo-scheletrici che derivano da posture scorrette e da abitudini lavorative non ergonomiche. Questo fenomeno ha avuto un incremento esponenziale con l'aumento della digitalizzazione e dell'uso prolungato di computer e dispositivi mobili.

Problemi comuni:

Dolore al collo e alle spalle: Causato spesso da schermi di computer posizionati troppo in alto o troppo in basso, costringendo l'utente a inclinare il collo per ore.

Sindrome del tunnel carpale: Questo disturbo si verifica quando il nervo mediano, che passa attraverso il polso, viene compresso a causa di movimenti ripetitivi, come la digitazione.

Dolore lombare: Sedersi per periodi prolungati, soprattutto se la sedia non è ergonomica o se non si mantiene una postura corretta, può portare a dolore nella zona lombare.

Vista affaticata: Gli occhi possono soffrire a causa della luce blu emessa dagli schermi, portando a stanchezza, secchezza e problemi di vista.

Soluzioni pratiche:

1. Posizionamento dello schermo: L'alto dello schermo del computer dovrebbe essere all'altezza degli occhi o leggermente al di sotto. Questo previene la necessità di piegare o estendere il collo, riducendo la tensione su muscoli e vertebre.

2. Utilizzo della tastiera e del mouse: La tastiera dovrebbe essere posizionata in modo da permettere agli avambracci di rimanere paralleli al pavimento o leggermente inclinati verso il basso. Il mouse dovrebbe essere facilmente raggiungibile e utilizzato con un movimento del braccio intero piuttosto che solo del polso.

3. Sedia ergonomica: È fondamentale avere una sedia che supporti la curvatura naturale della colonna vertebrale. L'uso di un cuscino lombare può ulteriormente aiutare a mantenere una postura corretta.

4. Pausa e movimento: È consigliabile fare brevi pause almeno ogni ora, alzandosi, camminando o svolgendo esercizi di stretching. Questo non solo aiuta a prevenire i problemi muscolo-scheletrici, ma favorisce anche la circolazione e la concentrazione.

5. Filtri per schermi: Per prevenire la stanchezza visiva, è possibile utilizzare filtri per schermi che riducono la luce blu. Anche regolare la luminosità e la dimensione del testo può fare una grande differenza.

6. Lavoro in piedi: Se possibile, optare per scrivanie regolabili che permettano di lavorare in piedi per parte della giornata. Questo può ridurre il rischio di problemi legati alla sedentarietà.

Concludendo, è essenziale riconoscere i segnali del proprio corpo. La sindrome dell'ufficio può sembrare un semplice fastidio, ma se non gestita, può evolvere in problemi cronici. Integrando queste soluzioni nel quotidiano, si può creare un ambiente di lavoro che sostiene non solo la produttività, ma anche il benessere fisico, prevenendo così complicazioni a lungo termine. La cura della postura e dell'ergonomia sul luogo di lavoro non è solo una questione di comfort, ma di salute globale e prevenzione.

Riconoscere i segni di una cattiva postura è il primo passo fondamentale per intraprendere un percorso di correzione. La postura non riguarda solo l'aspetto estetico, ma ha profonde ripercussioni sulla salute generale. Una postura scorretta può causare tensioni muscolari, affaticamento, dolore cronico e problemi articolari. Prima di indagare sulle tecniche di correzione, è essenziale saper identificare i segnali che il nostro corpo ci invia.

Segni visivi:

Testa inclinata: Se la testa è costantemente spostata in avanti rispetto alle spalle, potrebbe essere un segno di postura anteriore della testa.

Spalle arrotondate: Se le spalle tendono ad arrotondarsi in avanti, questo potrebbe indicare un accorciamento dei muscoli pettorali e un indebolimento dei muscoli delle scapole.

Curvatura eccessiva della parte bassa della schiena: Nota come lordosi, questa curvatura può essere causata da muscoli dell'addome indeboliti e flessori dell'anca accorciati.

Pelvi inclinata: Se la parte anteriore della pelvi è inclinata verso il basso e la parte posteriore verso l'alto, potrebbe essere un segno di una postura in antiversione pelvica.

Sintomi fisici:

Dolore al collo: Spesso causato da una testa costantemente inclinata in avanti.

Mal di schiena: Può derivare da una varietà di problemi posturali, come una curvatura eccessiva o insufficiente della colonna vertebrale.

Dolore alle ginocchia: Può essere il risultato di un allineamento scorretto dell'anca o della pelvi, che mette pressione sulle ginocchia.

Affaticamento: Una postura scorretta può richiedere al corpo di lavorare di più per sostenere il peso del corpo, portando a un affaticamento generale.

Test di autovalutazione:

Un modo semplice per valutare la propria postura è attraverso il "test della parete". Standovi davanti con la schiena e i glutei a contatto con una parete, notate se anche il vostro tallone, la parte posteriore della testa e le scapole toccano la parete. Se ciò non accadesse, potrebbero esserci delle aree da correggere nella vostra postura.

Un altro metodo utile è fare una foto di profilo. Questa immagine può fornire una visione chiara della linea della spina dorsale e della posizione della testa rispetto al corpo.

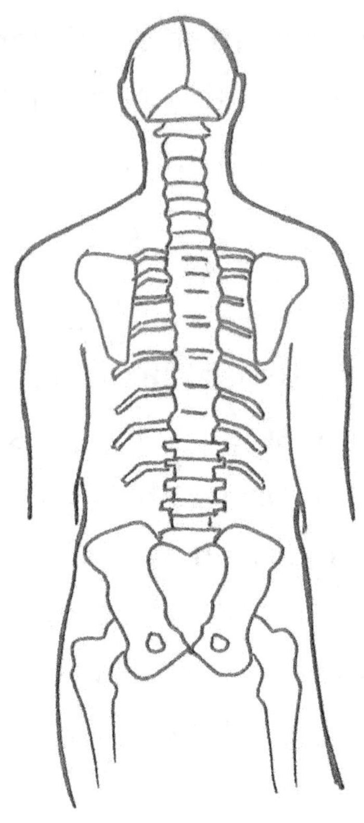

Come rispondere ai segni:

Una volta identificati i segni di una postura scorretta, è essenziale adottare misure correttive. Anche se inizieremo ad esplorare approcci e tecniche di correzione nei capitoli successivi, è importante notare che la consapevolezza è il primo e fondamentale passo. Avere la cognizione di una cattiva postura vi permetterà di fare scelte quotidiane più informate, sia in termini di posizione seduta che di attività fisica.

In sintesi, la postura è un indicatore silenzioso ma potente della nostra salute muscolo-scheletrica. Essendo attenti ai segni visivi e fisici della cattiva postura e avvalendosi di semplici test di autovalutazione, possiamo iniziare un percorso di autocorrezione. Questa via può non solo ridurre il dolore e l'affaticamento ma anche migliorare la nostra salute generale e la qualità della vita.

La sedentarietà è diventata una delle principali preoccupazioni per la salute nel mondo moderno. Numerose ricerche hanno collegato uno stile di vita sedentario a una serie di problemi di salute, tra cui l'obesità, le malattie cardiache e la diminuzione della longevità. Oltre a ciò, la permanenza prolungata in una sola posizione, spesso seduti davanti a un computer o uno schermo, può avere effetti dannosi sulla nostra postura. Tuttavia, ci sono diversi modi efficaci per contrastare questi effetti.

1. Pausa attiva:

Uno dei modi più efficaci per combattere gli effetti di un'intera giornata trascorsa seduti è prendersi brevi pause regolarmente. Alzarsi ogni 30-60 minuti, fare una breve passeggiata o eseguire semplici esercizi di allungamento può fare la differenza. Questo non solo aiuta a rilassare i muscoli ma anche a migliorare la circolazione.

2. Organizzazione dello spazio di lavoro:

Un'area di lavoro ergonomica può ridurre notevolmente la tensione muscolare e prevenire problemi posturali. Scegliere una sedia ergonomica, posizionare lo schermo del computer all'altezza degli occhi e utilizzare una tastiera e un mouse adeguatamente posizionati sono passi fondamentali.

3. Incorpora attività fisica nella routine quotidiana:

Non è necessario dedicare ore in palestra. Piccoli cambiamenti, come scegliere le scale invece dell'ascensore o camminare durante le chiamate telefoniche, possono accumularsi. Inoltre, programmare brevi sessioni di esercizio durante il giorno, come fare yoga o pilates, può aiutare a mantenere i muscoli attivi.

4. Cambia posizione regolarmente:

Anziché restare seduti tutto il giorno, considera l'opzione di un banco da lavoro regolabile che ti permetta di alternare tra sedersi e stare in piedi. Muoversi tra diverse posizioni durante la giornata riduce la pressione sulla colonna vertebrale e previene l'affaticamento muscolare.

5. Rafforza il core:

Il core, che comprende i muscoli dell'addome, del fianco e della schiena, svolge un ruolo cruciale nel sostenere la colonna vertebrale. Un core forte contribuisce a una migliore postura e riduce il rischio di mal di schiena. Esercizi come plank, leg raises o pilates sono particolarmente utili per rafforzare questa area.

6. Resta idratato:

Bere acqua regolarmente aiuta a mantenere i dischi intervertebrali idratati. Questi dischi agiscono come ammortizzatori tra le vertebre, e una buona idratazione contribuisce a mantenerli in salute.

7. Partecipa a attività di gruppo:

Gli sport di gruppo o le lezioni di fitness sono un'ottima occasione per muoversi e socializzare. Questo non solo combatte gli effetti fisici della sedentarietà ma contribuisce anche a ridurre lo stress e aumentare la motivazione.

Incorporando queste abitudini nella vita quotidiana, si può combattere attivamente gli effetti dannosi di uno stile di vita sedentario. La chiave è la consapevolezza e la volontà di fare piccole modifiche alla routine per garantire il benessere del corpo e della mente. Nel prosieguo di questo libro, esploreremo ulteriormente come integrare questi suggerimenti in modo armonioso nella vita quotidiana, garantendo una postura ottimale e una salute generale migliorata.

Capitolo 4: Tecniche ed Esercizi per una Postura Ottimale

Conoscere e comprendere il proprio corpo è una tappa fondamentale nel percorso verso una salute ottimale. E tra le varie competenze che possiamo sviluppare in questa direzione, l'autovalutazione posturale riveste un'importanza cruciale.

L'autovalutazione posturale non è altro che un processo mediante il quale una persona analizza e valuta la propria postura, sia in posizione statica che dinamica. Perché è così rilevante? Ecco alcune ragioni:

1. Identificazione precoce:

La capacità di riconoscere piccoli cambiamenti o anomalie nella propria postura può aiutare a identificare problemi posturali in una fase iniziale. Questo è particolarmente utile perché affrontare e correggere queste anomalie nelle prime fasi può prevenire complicazioni a lungo termine.

2. Autonomia e consapevolezza:

L'autovalutazione posturale promuove un'approfondita conoscenza del proprio corpo. Ciò si traduce in una maggiore autonomia nella gestione della propria salute e in una capacità potenziata di riconoscere quando qualcosa non va.

3. Personalizzazione dell'intervento:

Ogni corpo è unico, e quindi ogni individuo può presentare sfide posturali diverse. Aver chiara la propria situazione posturale consente di adottare soluzioni mirate e personalizzate, invece di seguire approcci generici che potrebbero non essere altrettanto efficaci.

4. Prevenzione:

Avere una buona postura non è solo una questione estetica. Una postura corretta riduce il rischio di lesioni, dolore cronico e altri problemi muscolo-scheletrici. L'autovalutazione regolare è una strategia di prevenzione che può mantenere il corpo in salute e allontanare potenziali problemi.

5. Potenziamento dell'efficacia degli interventi:

Se si decide di intraprendere un percorso di rieducazione posturale o di partecipare a programmi specifici, avere una chiara comprensione della propria postura potenzia l'efficacia di questi interventi. Con una consapevolezza maggiore, è possibile lavorare in simbiosi con professionisti del settore, ottenendo risultati ottimali.

Come realizzare un'autovalutazione efficace?

Mentre l'autovalutazione non sostituirà mai una valutazione professionale, ci sono alcune tecniche semplici che possono essere adottate. Ad esempio, utilizzare uno specchio a figura intera per osservare la postura da diverse angolazioni, o fare delle foto regolari per monitorare i cambiamenti nel tempo. Annotare eventuali sensazioni, come tensioni o dolori, può aiutare a correlare determinate posture con specifici disagi.

Eppure, nonostante questi benefici, è fondamentale ricordare che l'autovalutazione è solo un tassello del mosaico. È uno strumento di consapevolezza, non di diagnosi. Se durante l'autovalutazione emergono preoccupazioni o dubbi, è sempre consigliato consultare un esperto, come un fisioterapista o un osteopata.

Nel percorso verso una postura ideale, l'autovalutazione è quindi un punto di partenza, una base sulla quale costruire. Perché, come vedremo nel proseguimento, una volta acquisita questa consapevolezza, si aprono le porte a tecniche e metodi avanzati per il perfezionamento posturale, che ci permetteranno di vivere con maggiore benessere e libertà.

Una volta acquisita una solida consapevolezza della propria postura attraverso l'autovalutazione, è fondamentale avere gli strumenti giusti per iniziare a lavorare su di essa. Gli esercizi posturali rappresentano il mezzo ideale per rafforzare, allungare e migliorare la muscolatura coinvolta nel mantenimento di una postura corretta.

1. Inclinazione del gatto-mucca:

Uno degli esercizi più semplici ma efficaci per la colonna vertebrale. Inginocchiati a quattro zampe, assicurandoti che le mani siano allineate sotto le spalle e le ginocchia sotto i fianchi. Inspirando, inarca la schiena verso l'alto, portando il mento verso il petto. Espirando, abbassa la schiena, sollevando la testa e lo sguardo verso l'alto. Questo esercizio aiuta a mobilitare la colonna vertebrale e ad alleviare la tensione.

2. Estensione dorsale:

Sdraiati a pancia in giù, con le mani posizionate ai lati delle spalle. Inspirando, solleva lentamente la parte superiore del corpo, estendendo la colonna vertebrale e guardando in avanti. Mantieni per qualche secondo, poi espira tornando nella posizione iniziale. Questo esercizio fortifica i muscoli dorsali e supporta una postura eretta.

3. Rotazione delle spalle:

In piedi o seduti, con la schiena dritta, ruota lentamente le spalle in un movimento circolare: prima in avanti, poi verso l'alto, indietro e infine verso il basso. Ripeti il movimento inverso. Questo semplice movimento aiuta a rilasciare la tensione accumulata nelle spalle.

4. Allungamento del flessore dell'anca:

In piedi, fai un passo indietro con il piede destro e piega leggermente il ginocchio sinistro. Ora, inclina leggermente il bacino in avanti e spingi i fianchi verso l'avanti, sentendo uno stiramento lungo il flessore dell'anca destro. Mantieni la posizione per qualche secondo, poi cambia lato. Questo esercizio aiuta a rilasciare la tensione nei flessori dell'anca, spesso accorciati a causa di lunghe ore in posizione seduta.

5. Inclinazione laterale del collo:

In piedi o seduti, con la schiena dritta, inclina dolcemente la testa verso la spalla sinistra, cercando di avvicinare l'orecchio alla spalla senza sollevare la spalla. Mantieni per qualche secondo, sentendo uno stiramento lungo il lato destro del collo. Ripeti sull'altro lato. Questo esercizio aiuta a rilasciare la tensione nel collo, comune in chi lavora al computer.

Ogni esercizio può sembrare semplice in apparenza, ma quando eseguito con regolarità e precisione, può offrire benefici significativi per la postura. L'obiettivo non è soltanto quello di eseguire movimenti, ma di farlo con consapevolezza, sentendo ogni muscolo e ogni parte del corpo coinvolta.

Questi esercizi formano la base su cui costruire una routine più completa e avanzata. Ma come ogni solida fondazione, essi sono essenziali per garantire che ogni passo successivo sia ancor più efficace. Nel prosieguo, esploreremo come integrare questi esercizi di base in una pratica quotidiana e come affrontare specifici problemi posturali con soluzioni mirate.

Dopo aver introdotto gli esercizi base, è essenziale approfondire l'importanza dell'elasticità e della potenza muscolare nella gestione della postura. Le tecniche di stretching e rinforzo sono il cuore di questo processo, permettendo non solo di migliorare la postura, ma anche di ridurre il rischio di lesioni.

Stretching dinamico e statico:

L'importanza dello stretching non può essere sottovalutata. Esso contribuisce a migliorare la flessibilità, allungando i muscoli accorciati e promuovendo una maggiore libertà di movimento. Lo stretching dinamico implica movimenti lenti e controllati, che estendono il muscolo fino al suo limite per un breve periodo. Al contrario, lo stretching statico richiede di mantenere una posizione specifica in cui un muscolo o gruppo di muscoli viene allungato al massimo per un periodo più lungo, di solito tra i 15 e i 30 secondi.

Tecniche di rinforzo:

Mentre lo stretching mira all'elasticità, il rinforzo punta a potenziare i muscoli. Un muscolo forte supporta meglio le articolazioni, contribuendo a mantenere una postura adeguata e riducendo lo stress su altre parti del corpo. Ci sono molte tecniche di rinforzo, dalle semplici contrazioni muscolari, all'uso di pesi o bande elastiche.

Pilates:

Questa tecnica è stata sviluppata per rafforzare il centro del corpo, ossia gli addominali, il bacino, i glutei e la schiena. Attraverso movimenti fluidi e controllati, il Pilates non solo rafforza, ma migliora anche la flessibilità e l'equilibrio.

Yoga:

Oltre ai benefici spirituali e mentali, lo yoga offre una serie di posture (asana) che allungano e rafforzano il corpo. Alcune posizioni, come la posizione del guerriero o della sedia, possono rafforzare specifiche parti del corpo, mentre altre, come la posizione della pianta o del cane a testa in giù, promuovono flessibilità.

Sollevamento pesi:

Non si tratta solo di bodybuilding. Il sollevamento pesi, se eseguito correttamente, può essere una componente essenziale per il rinforzo muscolare. Elementi come squat, stacchi e pressa pettorale, aiutano a rafforzare i principali gruppi muscolari, sostenendo una postura ottimale.

Bande elastiche:

Questi strumenti sono eccezionali per la resistenza. L'uso di bande elastiche può simulare molti esercizi tradizionali di sollevamento pesi, ma offrono il vantaggio di una resistenza variabile e sono particolarmente utili per la riabilitazione.

Incorporando tecniche di stretching e rinforzo nella tua routine, puoi costruire un fisico resistente e flessibile, capace di sopportare le sfide della vita quotidiana senza cedere a cattive posture. La chiave, comunque, non è solo nell'eseguire questi esercizi, ma nell'eseguirli correttamente. Mentre progrediamo, esploreremo come assicurarsi che ogni movimento sia eseguito con precisione, massimizzando i benefici e riducendo il rischio di lesioni.

Dopo aver esplorato gli esercizi e le tecniche per rinforzare e allungare i muscoli, è fondamentale stabilire routine quotidiane che ci aiutino a consolidare e mantenere una postura corretta nel corso del tempo. La routine quotidiana è la chiave per mantenere i benefici ottenuti con l'esercizio e lo stretching.

Al risveglio:

Inizia la giornata con una breve sessione di allungamento. Questo non solo aiuterà a svegliarti, ma predisporrà anche il tuo corpo per le attività della giornata. Concentrati sull'allungamento della colonna vertebrale, magari con una serie di inclinazioni laterali e rotazioni dolci.

Durante il lavoro:

Se hai un lavoro d'ufficio, assicurati di alzarti dalla scrivania ogni ora. Un breve giro, qualche piegamento e l'allungamento delle braccia verso l'alto possono fare miracoli per la postura. Regola la sedia e il monitor del computer in modo che siano all'altezza giusta per evitare di chinarti o inclinarti in avanti.

Mentre sei in movimento:

Quando cammini, immagina di avere un filo che ti tira verso l'alto dalla sommità della testa. Questa visualizzazione ti aiuterà a mantenere una postura eretta. Se porti una borsa, cerca di cambiarla di spalla regolarmente o considera l'uso di uno zaino per distribuire il peso in modo uniforme.

Durante le attività ricreative:

Che tu stia leggendo, guardando la TV o facendo giardinaggio, la postura è fondamentale. Se stai seduto per lunghi periodi, utilizza un cuscino per sostenere la parte bassa della schiena. Se ti pieghi, fallo dalle ginocchia, non dalla vita, per proteggere la tua colonna vertebrale.

Prima di coricarsi:

Concludi la giornata con una sessione di rilassamento. Questo potrebbe includere esercizi di respirazione profonda, meditazione o stretching. Ciò aiuta a liberare lo stress accumulato durante il giorno, che può influire negativamente sulla tua postura.

L'importanza delle abitudini:

Ricorda, la postura non riguarda solo come ti posi fisicamente, ma è anche legata alle tue abitudini quotidiane. Adottare piccole modifiche nel comportamento di tutti i giorni può avere un impatto significativo sul mantenimento di una postura sana.

Attrezzi utili:

Oltre alle tecniche sopra citate, ci sono diversi strumenti che possono assisterti nella tua routine quotidiana, come palle da pilates per sedersi, cuscini ergonomici o supporti lombari. Questi strumenti, se utilizzati correttamente, possono guidarti verso una postura migliore.

Infine, la chiave per una postura sana non è solo il riconoscimento delle sue componenti, ma l'incorporazione attiva di pratiche benefiche nella vita quotidiana. Queste routine diventeranno presto seconde per natura, fornendo una base solida su cui costruire una salute duratura e un benessere generale. Con l'adozione di queste pratiche, si gettano le basi per un cammino continuo di cura del proprio corpo.

La coerenza è un principio fondamentale in qualsiasi impegno che miri a ottenere miglioramenti significativi, e nel contesto della postura non fa eccezione. Una buona postura non deriva da azioni sporadiche o dall'adozione di abitudini sane solo quando si presenta qualche dolore. Piuttosto, si basa sulla costanza, sulla pratica quotidiana e sull'attenzione rivolta al proprio corpo in ogni momento.

Dall'effimero al duraturo:

Un atteggiamento o una posizione corretti assunti sporadicamente possono offrire benefici temporanei, ma è la coerenza che trasforma questi benefici momentanei in cambiamenti duraturi. La nostra muscolatura ha memoria. Ogni volta che adottiamo una buona postura, "insegniamo" ai nostri muscoli e alle nostre ossa come devono allinearsi e funzionare insieme. La ripetizione di questi comportamenti posturali ottimali li rende automatici, fino a diventare la norma piuttosto che l'eccezione.

Oltre la motivazione:

Affidarsi esclusivamente alla motivazione per mantenere una postura corretta può portare a risultati inconsistenti. La motivazione, infatti, può fluttuare in base alle circostanze esterne o agli stati d'animo. La coerenza, invece, si radica nelle abitudini. Creando una routine, come discusso nel punto precedente, si riduce la necessità di fare affidamento sulla mera volontà e si incoraggiano comportamenti posturali sani senza sforzo cosciente.

Il potere delle piccole azioni:

Può sembrare che piccoli gesti, come alzarsi per allungarsi ogni ora quando si è seduti, abbiano un impatto minimo sulla postura generale. Tuttavia, è l'accumulo di queste piccole azioni, eseguite con coerenza, che porta a un impatto significativo sulla salute posturale. Non sottovalutare il potere di queste azioni quotidiane.

L'approccio olistico alla coerenza:

La coerenza nella pratica posturale va oltre la semplice posizione fisica. Include anche la coerenza nell'ascolto del proprio corpo, riconoscendo i segnali che indica, come tensioni o dolori. Include anche la coerenza nell'adottare una dieta equilibrata, dormire adeguatamente e gestire lo stress, tutti fattori che, in modi diretti o indiretti, influenzano la postura.

Rafforzare la resilienza:

Inevitabilmente, ci saranno momenti in cui la coerenza potrebbe vacillare - periodi di stress, malattia o cambiamenti nella routine quotidiana. In questi momenti, la resilienza gioca un ruolo cruciale. Essere in grado di riconoscere la propria deriva e riprendere rapidamente le abitudini positive è tanto importante quanto mantenerle.

In conclusione, mentre le tecniche, gli esercizi e le routine sono componenti vitali per una postura sana, è la coerenza nella loro applicazione che determina il successo a lungo termine. È un viaggio, non una destinazione, e ogni passo coerente avvicina un po' di più a una salute posturale ottimale e a un benessere complessivo. Attraverso la dedizione costante e l'attenzione rivolta al proprio corpo, si può effettivamente vivere una vita più sana e armoniosa, riducendo il rischio di problemi associati a una cattiva postura.

Capitolo 5: Rieducazione Posturale Globale (RPG): Introduzione e Vantaggi

La RPG, o Rieducazione Posturale Globale, è un metodo terapeutico fondato dal fisioterapista francese Philippe Souchard negli anni '80, basato sull'idea che il corpo umano dovrebbe essere considerato nella sua globalità quando si affrontano disfunzioni muscolo-scheletriche e problemi posturali. Questa tecnica ha rivoluzionato il modo in cui si guarda alla postura e ai modi per correggerla.

Principi fondamentali:

La RPG si basa su tre principi cardine:

Individualità: Ogni individuo è unico, sia per quanto riguarda la sua anatomia che per le sue esperienze di vita. Ciò significa che non ci può essere un approccio "taglia unica" alla postura e al trattamento.

Globalità: Il corpo è una rete interconnessa di muscoli, tendini, ossa e altri tessuti. Un problema in un'area può influenzare un'altra zona apparentemente non correlata. Pertanto, l'RPG tratta il corpo come un tutto unico e integrato.

Causalità: Al centro della RPG c'è la determinazione della causa alla radice di un problema posturale. Invece di concentrarsi esclusivamente sui sintomi (come il dolore), la RPG mira a identificare e trattare la causa sottostante, prevenendo così recidive.

Metodologia:

Durante una sessione di RPG, il paziente viene guidato attraverso una serie di posture passive, mantenute per un certo periodo. Queste posture sono progettate per allungare gruppi muscolari specifici che potrebbero essere accorciati o ipertesi. Il terapeuta lavora in stretta collaborazione con il paziente, ascoltando le sue sensazioni e adattando le posture alle sue esigenze specifiche.

A differenza di altri metodi, la RPG non si concentra solo sulla zona del corpo dove si manifesta il dolore. Prende in considerazione l'intero sistema muscolo-scheletrico, riconoscendo che uno squilibrio in un'area può causare problemi in un'altra.

Vantaggi dell'RPG:

Oltre a offrire un approccio olistico alla correzione posturale, la RPG può portare a una serie di benefici, tra cui:

- **Riduzione del dolore muscolare e articolare**

- **Miglioramento della flessibilità e dell'ampiezza di movimento**

- **Prevenzione di problemi posturali futuri**

- **Miglioramento della consapevolezza corporea e dell'auto-percezione**

Connessione con la pratica quotidiana:

Sebbene la RPG sia un trattamento clinico, gli insegnamenti e i principi alla base di questa metodologia possono essere integrati nella routine quotidiana. Aprendo gli occhi sull'interconnettività del nostro corpo, possiamo diventare più consapevoli delle nostre abitudini posturali, sia positive che negative, e lavorare attivamente per migliorarle.

Conclusione e transizione:

La Rieducazione Posturale Globale rappresenta un'evoluzione nell'approccio al trattamento dei problemi posturali. Ponendo l'accento sull'intera struttura del corpo e cercando la causa dei problemi, non solo i sintomi, fornisce un quadro per una salute posturale duratura. Mentre esploriamo ulteriormente nel prossimo capitolo, vedremo come altri metodi e tecniche si relazionino con la RPG, creando un mosaico di strumenti e strategie per affrontare la postura da diverse angolazioni.

Dopo aver compreso cosa rappresenta la Rieducazione Posturale Globale, è essenziale addentrarsi nel funzionamento di questa innovativa metodologia. La comprensione della dinamica della RPG permette di cogliere appieno il suo potenziale nel trattamento delle disfunzioni posturali.

Processo di Valutazione:

Tutto inizia con una valutazione dettagliata. Il terapeuta osserva non solo la postura statica del paziente, ma anche come il paziente si muove, si siede e si distende. Questo esame consente di identificare schemi muscolari dominanti, gruppi muscolari accorciati o indeboliti, e possibili cause di squilibri posturali.

Il ruolo dei muscoli:

Un aspetto fondamentale della RPG è la sua focalizzazione sui muscoli statici e posturali, che sono responsabili del mantenimento della nostra postura e della protezione della nostra colonna vertebrale. Con il tempo, a causa di abitudini scorrette o traumi, questi muscoli possono accorciarsi, portando a una postura non ottimale. La RPG si concentra sul rilascio e sull'allungamento di questi muscoli, ristabilendo l'equilibrio.

Posizioni Globali:

Nel corso di una sessione, il terapeuta guiderà il paziente attraverso varie "posture globali". Queste sono posizioni specificamente progettate per allungare gruppi muscolari particolari in un ambiente controllato. L'obiettivo non è solo l'allungamento, ma anche l'acquisizione di consapevolezza da parte del paziente delle sue tensioni e dei suoi squilibri.

Durante questi esercizi, il paziente è attivo. Non si tratta solo di subire una manipolazione, ma di collaborare attivamente con il terapeuta, fornendo feedback e apprendendo modi per migliorare la postura.

Rieducazione e Autocorrezione:

Una parte fondamentale della RPG è l'educazione del paziente. Durante le sessioni, i pazienti apprendono non solo le cause dei loro problemi posturali, ma anche come riconoscere e correggere autonomamente le cattive abitudini. Questo trasferimento di conoscenza è essenziale per garantire che i benefici del trattamento perdurino nel tempo.

Integrazione con la vita quotidiana:

La bellezza della RPG sta nella sua applicabilità al di fuori della clinica. Una volta compresi i principi fondamentali e acquisita la capacità di riconoscere e correggere le proprie abitudini, il paziente può integrare questi insegnamenti nella vita di tutti i giorni. Ciò significa che ogni attività, dal sollevamento di oggetti al semplice atto di sedersi, può diventare un'opportunità per praticare una postura corretta.

Verso un futuro di equilibrio e benessere:

Il vero obiettivo della RPG non è solo la correzione temporanea di uno squilibrio, ma piuttosto fornire al paziente gli strumenti per mantenere una postura sana per tutta la vita. In questo viaggio, la relazione tra terapeuta e paziente è fondamentale, poiché insieme possono affrontare e superare gli ostacoli che si frappongono tra il paziente e una postura ottimale.

Con l'assimilazione delle tecniche e dei principi della RPG, si apre una nuova prospettiva sulla salute posturale.

Dopo aver compreso l'essenza e il funzionamento della Rieducazione Posturale Globale, diventa evidente l'importanza di delineare i benefici tangibili offerti da questa metodologia. Tali vantaggi, infatti, rappresentano non solo la promessa di un benessere fisico, ma anche il consolidamento di un approccio olistico al trattamento posturale.

1. Riduzione del Dolore:

Una delle principali ragioni per cui le persone si avvicinano alla RPG è la ricerca di sollievo dal dolore, specialmente quello muscolo-scheletrico. Grazie all'allungamento mirato e al rilascio dei gruppi muscolari accorciati, molti pazienti riferiscono una diminuzione significativa dei loro sintomi dolorosi, che possono includere mal di schiena, tensioni al collo, cefalee da tensione e dolori articolari.

2. Miglioramento della Flessibilità:

Oltre alla correzione posturale, la RPG contribuisce in modo significativo all'aumento della flessibilità. Attraverso l'allungamento globale dei muscoli, si promuove una maggiore elasticità muscolare, essenziale non solo per le attività quotidiane, ma anche per coloro che praticano sport o danza.

3. Correzione Posturale:

Il beneficio più evidente, e spesso il più ricercato, è la correzione delle deviazioni posturali. Attraverso le sessioni di RPG, il corpo inizia a "ricordare" la postura corretta, promuovendo un allineamento naturale e bilanciato di tutte le strutture muscolo-scheletriche.

4. Miglioramento della Respirazione:

Con la rieducazione dei muscoli del tronco, si verifica anche un impatto sulla capacità respiratoria. Una postura migliorata permette ai polmoni di espandersi più liberamente, rendendo la respirazione più profonda e efficiente.

5. Prevenzione delle Lesioni:

Un beneficio meno immediato, ma di fondamentale importanza, è la prevenzione di lesioni future. Con un corpo più equilibrato e muscoli più flessibili, si riduce il rischio di trauma, specialmente in attività che richiedono sforzi fisici o movimenti ripetitivi.

6. Promozione dell'Autoconsapevolezza Corporea:

La RPG non si limita a trattare il corpo, ma mira anche a educare la mente. Durante le sessioni, i pazienti diventano più consapevoli delle proprie abitudini posturali, permettendo una correzione autonoma anche al di fuori dell'ambiente terapeutico.

7. Miglioramento delle Performance Atletiche:

Per gli atleti, la RPG può rappresentare un valido alleato. Una maggiore flessibilità, una postura ottimale e una respirazione più efficiente possono tradursi in prestazioni sportive migliorate, con una riduzione contemporanea del rischio di infortuni.

8. Benefici Psicologici:

Non dobbiamo sottovalutare l'effetto psicologico di una postura corretta. Sentirsi eretti, bilanciati e liberi da tensioni può aumentare la fiducia in se stessi e migliorare l'umore, offrendo un benessere complessivo che va oltre il fisico.

Il panorama dei benefici offerti dalla Rieducazione Posturale Globale dimostra quanto sia versatile e olistico questo approccio. Ogni individuo, a prescindere dalla sua condizione o esigenza, può trarre vantaggio da questa metodologia, sentendo il proprio corpo in modo più armonico e integrato.

Ora che abbiamo esplorato i benefici, è fondamentale comprendere come integrare la RPG con altre pratiche e terapie, per costruire un percorso di cura completo e personalizzato.

Nel mondo della Rieducazione Posturale Globale, le testimonianze e le storie di chi ha vissuto in prima persona i cambiamenti sono di fondamentale importanza. Esse offrono non solo una visione pratica dei benefici che abbiamo discusso, ma illuminano anche il potere trasformativo di questo metodo. Ecco alcune storie di individui che hanno trasformato la loro vita grazie alla RPG.

Anna, la ballerina:

Anna era una ballerina professionista. Fin dalla giovinezza, ha sottoposto il suo corpo a estenuanti routine di danza, accumulando tensioni e sovraccarichi. Con il tempo, ciò ha portato a dolori persistenti alla colonna vertebrale e al ginocchio. La sua carriera sembrava compromessa. Ma dopo sei mesi di RPG, Anna ha riscoperto una mobilità che pensava di aver perduto. Oltre a un rinnovato allineamento, ha ritrovato la passione e la gioia nel ballo, senza il timore dei dolori.

Luca, l'ufficiale:

Luca lavorava in ufficio, passando ore davanti al computer. Soffriva di un mal di schiena costante e una curvatura spalle-collo pronunciata. La RPG, per lui, non è stata solo una scoperta fisica, ma anche mentale. Ha imparato a ascoltare il suo corpo, percependo e correggendo le posture errate. Oggi, Luca si muove con più sicurezza, senza più sentire il peso delle ore trascorse seduto.

Elisa, la giovane madre:

Dopo la gravidanza, Elisa ha avuto problemi posturali e dolori lombari. La mancanza di flessibilità e l'aumento del dolore sembravano inarrestabili. Iniziando la RPG, Elisa ha compreso il collegamento tra le sue abitudini quotidiane e il dolore. Ha riadattato la sua postura, non solo riducendo il dolore, ma trovando anche una nuova energia nella cura del suo bambino.

Queste storie non sono eccezioni, ma rappresentano le molteplici facce del successo che la RPG può offrire. Dietro ogni racconto, vi è l'indicazione di un percorso individualizzato, un viaggio di riscoperta del proprio corpo, delle proprie potenzialità e limiti.

Ma come in ogni viaggio, ci sono degli strumenti e delle risorse che possono rendere il percorso più fluido e proficuo. Ecco perché, oltre alle sessioni di rieducazione, è essenziale avere una guida, un'ancora a cui fare riferimento. Nel prossimo segmento, esploreremo le figure professionali coinvolte nella RPG e come possono supportare e potenziare il percorso di trasformazione posturale.

Integrare la Rieducazione Posturale Globale (RPG) nella routine quotidiana non è solo un modo per ottenere un allineamento corporeo corretto, ma rappresenta anche un passo avanti verso il benessere olistico. La comprensione e l'applicazione dei principi della RPG non dovrebbero rimanere confinati alla sala di terapia. Infatti, per sperimentare pienamente i benefici, è cruciale rendere la RPG parte integrante delle attività di tutti i giorni.

Mente Attiva, Corpo Attivo:

Il primo passo per integrare la RPG nella vita quotidiana è sviluppare una consapevolezza costante. Questo significa prestare attenzione alle posture che si assumono quando si sta seduti, si cammina, si sollevano pesi o si svolgono qualsiasi attività. Ogni volta che noti un allineamento errato o tensioni, usa le tecniche di RPG per correggere e allineare il tuo corpo.

Piccole Pause, Grandi Cambiamenti:

Se la tua professione ti obbliga a rimanere seduto per lunghi periodi, prenditi delle brevi pause ogni ora. Durante queste interruzioni, esegui piccoli esercizi di stretching o di respirazione basati sulla RPG. Questi brevi momenti non solo aiuteranno a rilassare i muscoli, ma serviranno anche come promemoria per mantenere una postura corretta.

L'ambiente gioca un ruolo:

Adatta l'ambiente di lavoro e di casa in modo da favorire una postura corretta. Ciò potrebbe significare investire in una sedia ergonomica, alzare lo schermo del computer all'altezza degli occhi o utilizzare cuscini di supporto. Queste modifiche, sebbene sembrino minime, possono fare una grande differenza nel lungo periodo.

Esercitarsi con regolarità:

Anche se la tua terapia RPG ha una frequenza stabilita, è essenziale praticare regolarmente a casa. Questo potrebbe includere una serie di esercizi specifici suggeriti dal terapista o tecniche di respirazione che aiutano a rilassare e allineare il corpo.

Il potere della visualizzazione:

Oltre agli esercizi fisici, la visualizzazione è uno strumento potente nella RPG. Immagina il tuo corpo allineato, dritto e forte. Questa pratica mentale può aiutare a rinforzare i principi della RPG e a guidarti verso una postura corretta in modo naturale.

Coinvolgimento emotivo:

Riconosci che la postura non è solo fisica, ma è influenzata anche dalle emozioni. Se ti senti stressato o ansioso, potresti chiuderti in te stesso, curvando le spalle e abbassando la testa. In questi momenti, utilizza la RPG come uno strumento di autoregolamentazione, ricordando di aprire il petto, respirare profondamente e allineare la colonna vertebrale.

Concludendo, la Rieducazione Posturale Globale non è un approccio da utilizzare solo in specifiche sessioni di terapia. Il vero potere della RPG si manifesta quando diventa parte integrante della vita quotidiana, offrendo una strada verso un benessere duraturo. Ogni gesto, ogni movimento e ogni pensiero possono essere influenzati dai principi della RPG, creando un equilibrio tra mente e corpo e guidando verso una vita di maggiore consapevolezza e salute. Integrando queste pratiche nella routine, si posa il fondamento per una trasformazione duratura e significativa.

Capitolo 6: Creare un Ambiente di Lavoro Posturalmente Sano

Il posto di lavoro, specialmente quando parliamo di ambienti d'ufficio o di luoghi dove si svolge attività fisica ripetitiva, può essere una fonte significativa di rischi posturali. Essere consapevoli di questi rischi è il primo passo per evitare danni e conseguenze a lungo termine sulla salute posturale.

Postazioni di Lavoro Non Ergonomico

Una delle principali sfide sul posto di lavoro è la mancanza di postazioni ergonomiche. Una scrivania troppo alta o bassa, una sedia non adeguata o un monitor non allineato all'altezza degli occhi possono causare tensioni in diverse parti del corpo. Se si passano molte ore in una postura non naturale a causa dell'attrezzatura non adeguata, possono svilupparsi problemi posturali

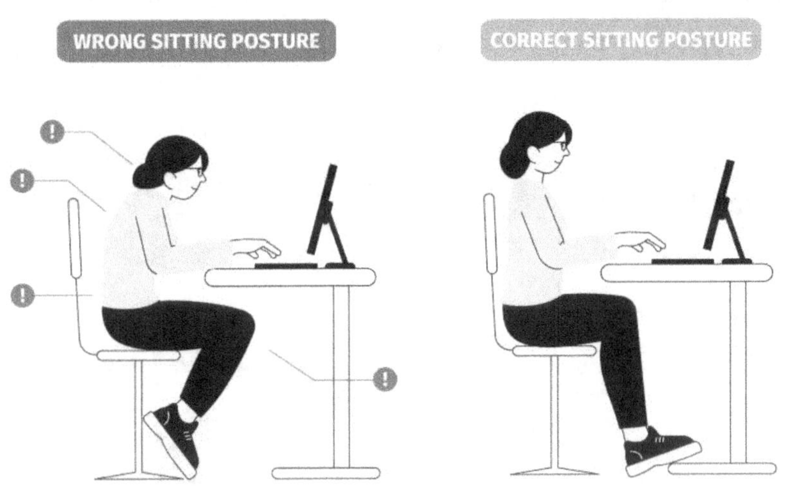

Movimenti Ripetitivi:

Le attività che richiedono movimenti costanti e ripetitivi, come digitare o operare macchinari, possono causare affaticamento muscolare. La ripetizione continua, senza pause adeguate, può portare a infiammazioni e altri disturbi posturali

Sollevamento di Carichi Pesanti:

Negli ambienti lavorativi dove si richiede il sollevamento manuale di carichi, c'è un rischio elevato di infortuni se non si seguono le tecniche corrette. Sollevare pesi in modo errato, senza usare le gambe e sovraccaricare la schiena, può portare a problemi posturali gravi e potenzialmente a lesioni.

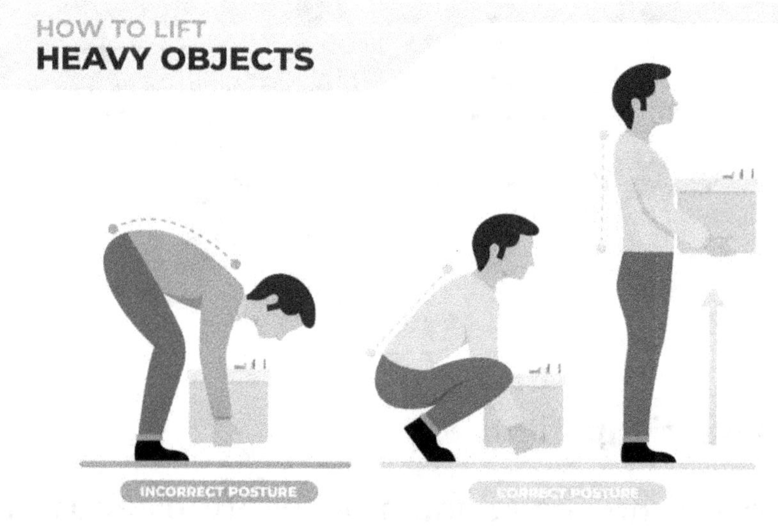

Esempio di metodo scorretto e metodo corretto di prendere pesi

Lunghe Ore in Piedi o Seduti:

Molte professioni richiedono di stare in piedi o seduti per periodi prolungati. In entrambi i casi, se non si adotta una postura corretta e non si prendono pause regolari, si possono sviluppare tensioni e squilibri muscolari. Ad esempio, stare troppo tempo in piedi senza scarpe adeguate può causare problemi ai piedi, alle gambe e alla colonna vertebrale.

Stress e Tensioni Emotive:

Lo stress e le tensioni sul lavoro non sono solo una questione mentale. Si manifestano anche fisicamente. Quando si è stressati, i muscoli tendono a contrarsi, in particolare intorno al collo e alle spalle. Questa tensione continua può portare a squilibri posturali e a dolore cronico.

Soluzioni Proattive:

Una volta identificati i rischi posturali nel proprio ambiente di lavoro, diventa essenziale cercare soluzioni proattive. Questo può includere l'adeguamento delle postazioni di lavoro, la formazione dei dipendenti su tecniche di sollevamento corrette, l'introduzione di pause regolari e esercizi di stretching o, in alcuni casi, l'adozione di attrezzature ergonomiche

In conclusione, il riconoscimento dei rischi posturali sul posto di lavoro è una fase essenziale per garantire la salute e il benessere a lungo termine dei lavoratori. Ignorare questi rischi può portare a problemi di salute cronici e a un calo della produttività. Investendo nella prevenzione e nella formazione, si crea un ambiente di lavoro più sicuro, salutare e produttivo, che apre la strada alle sezioni successive, come la creazione di programmi efficaci di prevenzione e formazione sul posto di lavoro.

Dopo aver compreso l'importanza di riconoscere i rischi posturali sul posto di lavoro, diventa fondamentale affrontare come mitigarli e prevenirli.

L'ergonomia si rivela essere la chiave per farlo, proponendo strumenti e tecniche mirate per rendere il posto di lavoro più adatto alle esigenze dell'individuo e, di conseguenza, più sicuro e confortevole.

Definizione dell'Ergonomia:

L'ergonomia è la disciplina che studia l'interazione tra le persone e i sistemi in cui operano, con l'obiettivo di migliorare il benessere e le prestazioni complessive. Nel contesto lavorativo, ciò significa adattare il lavoro all'uomo, piuttosto che l'opposto.

Strumenti Ergonomici:

1. Sedie Ergonomiche: Progettate per supportare la curvatura naturale della colonna vertebrale, permettono di mantenere una postura corretta. Sono dotate di regolazioni che consentono a ciascun individuo di adattare la sedia alle proprie esigenze.

2. Tastiere e Mouse Ergonomici: Questi strumenti sono progettati per ridurre la tensione sulle mani, i polsi e le braccia. Ad esempio, una tastiera inclinata può ridurre la tensione sul polso durante la digitazione.

3. Supporti per Monitor: Questi dispositivi permettono di posizionare il monitor ad un livello ottimale per gli occhi, riducendo la tensione del collo e assicurando una postura ottimale.

4. Tappetini Antifatica: Per coloro che lavorano in piedi, questi tappetini offrono un ammortizzamento e un sostegno che riducono la fatica e la tensione sulle gambe e sulla schiena.

Tecniche Ergonomiche:

1. Analisi Posturale sul Lavoro: Valutare la postura di un individuo durante le ore lavorative può rivelare potenziali rischi e aree di miglioramento.

2. Pause Regolari: L'introduzione di brevi pause durante la giornata lavorativa consente al corpo di riposarsi e ai muscoli di rilassarsi. Queste pause possono includere semplici esercizi di stretching o una breve camminata.

3. Formazione dei Lavoratori: Educare i dipendenti sui principi dell'ergonomia e sui potenziali rischi associati può portare a una maggiore consapevolezza e prevenzione attiva sul posto di lavoro.

4. Valutazioni Ergonomiche: Queste valutazioni, condotte da esperti, analizzano l'intero ambiente di lavoro per identificare potenziali rischi e suggerire modifiche.

Il legame tra ergonomia e benessere sul lavoro è inconfutabile. Un ambiente di lavoro ergonomico non solo previene infortuni e problemi posturali, ma migliora anche la produttività e la soddisfazione generale dei lavoratori. Tuttavia, è importante sottolineare che l'ergonomia non riguarda solo l'acquisto delle giuste attrezzature. La formazione, la consapevolezza e una mentalità proattiva sono altrettanto cruciali per garantire la sicurezza e il benessere sul posto di lavoro.

Incorporare l'ergonomia nella routine lavorativa è un processo continuo. Mentre ci si impegna in questo percorso, si aprirà la strada a ulteriori strategie e approcci, come quelli che saranno esplorati nei prossimi capitoli, per garantire un ambiente lavorativo che sostenga la salute e il benessere a lungo termine.

Dopo aver esplorato gli strumenti e le tecniche ergonomiche che possono ottimizzare il nostro ambiente di lavoro, è fondamentale focalizzarsi sul comportamento personale durante la giornata lavorativa. Una delle pratiche più trascurate, ma di fondamentale importanza, è quella delle "pause attive". Questo concetto si distingue dal semplice prendere una pausa, offrendo invece un'opportunità di rinfrescarsi, riallinearsi e rigenerarsi sia mentalmente che fisicamente.

La Natura delle Pause Attive:

Le pause attive non sono momenti di totale inattività, bensì brevi intervalli dove si eseguono movimenti o esercizi specifici. Questi momenti aiutano a contrattaccare gli effetti del restare seduti per periodi prolungati, stimolando la circolazione, allentando i muscoli tesi e rinvigorendo la mente.

Benefici delle Pause Attive:

1. Riduzione della Tensione Muscolare: Dopo essere stati in una posizione seduta per molto tempo, i muscoli possono diventare rigidi e contratti. Movimenti semplici possono aiutare a rilassarli.

2. Stimolazione della Circolazione: Piccoli esercizi migliorano la circolazione sanguigna, combattendo la sensazione di gambe pesanti e aiutando a prevenire la formazione di coaguli.

3. Rinvigorimento Mentale: Un breve cambiamento di attività può ridare energia alla mente, aumentando la concentrazione e la produttività al ritorno alla postazione di lavoro.

Suggerimenti per Pause Attive Efficaci:

1. Esercizi di Respirazione: Poche profonde inspirazioni ed espirazioni possono rinvigorire la mente, migliorare la concentrazione e ridurre lo stress.

2. Stretching Dinamico: Movimenti come rotazioni delle braccia, piegamenti laterali o rotazioni del collo possono allentare la tensione in aree specifiche.

3. Passeggiate Brevi: Una breve passeggiata, anche solo intorno all'ufficio, può stimolare la circolazione e offrire una pausa visiva dallo schermo del computer.

4. Posizioni Varie: Se possibile, variare la postura, alternando la posizione seduta con quella in piedi o utilizzando una palla da ginnastica come sedia per attivare i muscoli stabilizzatori.

Per integrare efficacemente le pause attive nella routine giornaliera, è importante ascoltare il proprio corpo. Se si inizia a percepire rigidità o tensione, potrebbe essere il momento ideale per una breve pausa. Inoltre, l'uso di promemoria o appositi timer può aiutare a ricordare di prendersi regolarmente questi momenti di pausa.

In conclusione, le pause attive sono uno strumento essenziale nella cassetta degli attrezzi per chi mira a un benessere complessivo sul posto di lavoro. Non solo offrono benefici fisici, ma agiscono anche come un toccasana per la mente, permettendo di tornare al lavoro con una rinnovata energia e concentrazione. Nel prossimo capitolo, esploreremo ulteriori strategie per mantenere e migliorare il nostro benessere posturale in contesti lavorativi.

Nell'era digitale, molti di noi passano innumerevoli ore seduti davanti a un computer. Che si tratti di lavoro, studio o svago, il tempo trascorso davanti allo schermo può accumularsi rapidamente, con ripercussioni sulla nostra postura.

Posizione dello schermo: Uno dei fattori principali che influenzano la nostra postura quando usiamo un computer è la posizione dello schermo. È essenziale posizionare il monitor a un livello tale che la parte superiore dello schermo sia all'altezza o leggermente al di sotto del livello degli occhi. Questo aiuta a mantenere il collo in una posizione neutra, evitando di piegarlo in avanti o di alzarlo per vedere chiaramente.

Distanza dal monitor: Se lo schermo è troppo vicino o troppo lontano, ciò può causare tensione agli occhi e costringerci a inclinarci in avanti. La distanza ideale dal monitor dovrebbe permetterci di leggere comodamente il testo senza bisogno di avvicinarsi.

Posizione della tastiera e del mouse: Questi due componenti dovrebbero essere posizionati in modo da permettere alle braccia di formare un angolo di circa 90 gradi ai gomiti. Il polso dovrebbe rimanere dritto, evitando pieghe verso l'alto o verso il basso.

Il supporto dei piedi: Quando si è seduti, è fondamentale che i piedi siano appoggiati saldamente al suolo o su un poggiapiedi. Ciò garantisce una distribuzione equilibrata del peso e previene lo stress sulla parte inferiore della schiena.

La scelta della sedia: Una sedia ergonomica, con un adeguato supporto lombare, può fare la differenza. La sedia dovrebbe consentire di sedersi con la schiena appoggiata e le ginocchia a un angolo di 90 gradi.

Oltre a queste considerazioni sull'arredo, ci sono alcune abitudini che possiamo adottare per migliorare la nostra postura davanti al computer:

Esercizi di stretching: Anche pochi minuti di stretching ogni ora possono aiutare a rilassare i muscoli e a migliorare la circolazione. Si può optare per semplici esercizi come rotazioni del collo, allungamenti delle braccia o torsioni della colonna vertebrale.

Pausa visiva: Ogni 20 minuti, prenditi una breve pausa dalla visione dello schermo, fissando un punto lontano per almeno 20 secondi. Questa semplice pratica può aiutare a ridurre l'affaticamento degli occhi.

Variazione di postura: Anziché rimanere nella stessa posizione per ore, prova a variare la postura ogni tanto. Ciò può includere l'alternanza tra seduti e in piedi o il cambio della posizione delle gambe.

Concludendo, mentre l'avvento della tecnologia ha reso inevitabile l'uso prolungato dei computer, adottare le giuste precauzioni può garantire che lo facciamo nel modo più sano possibile. Man mano che ci spostiamo verso il prossimo argomento, rifletteremo su come queste pratiche si inseriscono in un quadro più ampio di benessere posturale e come possiamo integrarle nella nostra routine quotidiana.

Tieni presente che ogni elemento del tuo ambiente di lavoro, incluso il modo in cui usi il computer, contribuisce alla tua postura generale.

Dedichiamo una gran parte della nostra giornata lavorativa seduti in ufficio, spesso concentrati su compiti che richiedono attenzione e costanza. Questa sedentarietà può causare tensione muscolare, rigidità e altri problemi correlati alla postura. Fortunatamente, esistono esercizi rapidi e facili da eseguire che possono contribuire a ridurre tali effetti negativi. Vediamo alcuni di questi esercizi specifici per l'ufficio.

1. Sollevamento delle spalle:

Mentre sei seduto, solleva le spalle verso le orecchie e mantieni la posizione per qualche secondo. Rilassa poi lentamente. Questo esercizio aiuta a rilasciare la tensione accumulata nella zona del trapezio.

2. Rotazione dei polsi:

Stendi le braccia davanti a te e inizia a ruotare i polsi in senso orario e antiorario. Questa semplice azione può prevenire sindromi come il tunnel carpale, comuni tra chi passa molto tempo al computer.

3. Estensione delle dita:

Apri le mani il più possibile, allargando tutte le dita. Successivamente, chiudi le mani a pugno. Ripeti per almeno dieci volte. Questo esercizio mantiene le articolazioni delle dita flessibili.

4. Torsione della colonna:

Mentre sei seduto, posiziona le mani sulle ginocchia. Gira lentamente la parte superiore del corpo a sinistra, guardando oltre la spalla. Mantieni per qualche secondo, poi torna alla posizione iniziale e ripeti dall'altro lato.

5. Estensione della colonna vertebrale:

Metti le mani sulla parte bassa della schiena, con i pollici rivolti verso l'esterno. Allunga la colonna vertebrale, curvando leggermente all'indietro. Questo movimento aiuta a contrastare gli effetti della flessione prolungata dovuta alla posizione seduta.

6. Alzata della gamba:

Ancora seduto, solleva una gamba mantenendola tesa. Mantieni la posizione per qualche secondo, poi abbassala lentamente. Alterna le gambe e ripeti.

7. Flessione del piede:

Mentre sollevi la gamba, punta le dita del piede verso di te, poi allontanale. Questo esercizio stimola la circolazione nella parte inferiore delle gambe.

8. Rotazione del collo:

Chiudi gli occhi e abbassa lentamente la testa verso il petto. Ruota poi la testa da una spalla all'altra, effettuando movimenti lenti e controllati.

È importante sottolineare che questi esercizi, pur essendo di breve durata, possono avere un impatto significativo sulla nostra salute fisica e sul nostro benessere generale quando eseguiti regolarmente. Introdurre queste piccole pause attive durante la giornata non solo aiuterà a mantenere i muscoli elastici e le articolazioni mobili, ma può anche offrire un breve momento di distrazione mentale, rinvigorendo la mente e aumentando la produttività.

Ricorda sempre di ascoltare il tuo corpo. Se un determinato movimento provoca dolore o disagio, è essenziale fermarsi e, se necessario, consultare un professionista. Integrando questi esercizi rapidi nella tua routine giornaliera, contribuirai attivamente al mantenimento di una buona postura e al benessere del tuo corpo, anche in un ambiente come l'ufficio.

Capitolo 7: La Postura nella Vita Quotidiana

La nostra quotidianità è costellata di molteplici attività, molte delle quali sembrano banali o automatiche. Dal momento in cui ci alziamo dal letto la mattina, alla passeggiata nel parco, alla preparazione del pasto, ogni singolo gesto ha un impatto sulla nostra postura. Mantenere una postura corretta durante queste attività non solo previene problemi muscoloscheletrici, ma può anche migliorare la qualità della nostra vita.

1. Alzarsi e sdraiarsi sul letto:

Quando ci alziamo, è importante non fare movimenti bruschi. Il modo ottimale è girarsi sul lato, poggiare i piedi sul pavimento e spingere con le mani per sollevare il busto. Analogamente, per sdraiarsi, si dovrebbe prima sedere sul bordo del letto, appoggiarsi su un fianco e poi distendere le gambe.

2. Passeggiare:

La camminata è una delle attività più fondamentali. Mantenere la testa alta, le spalle indietro e il busto eretto favorisce una respirazione ottimale e una distribuzione equilibrata del peso del corpo.

3. Cucinare:

Mentre si preparano i pasti, è comune chinarsi o stirarsi per raggiungere ingredienti o utensili. È fondamentale essere consapevoli della posizione dei piedi: mantenersi leggermente divaricati, con un piede leggermente avanti. Quando ci si chiniamo, è preferibile piegare le ginocchia piuttosto che la schiena.

4. Fare la spesa:

Quando si sollevano borse della spesa o oggetti pesanti, è essenziale piegare le ginocchia e mantenere l'oggetto vicino al corpo, evitando di sovraccaricare la schiena.

5. Guidare:

Durante la guida, la schiena dovrebbe essere appoggiata allo schienale del sedile, con le ginocchia leggermente piegate. Le mani dovrebbero essere posizionate sul volante in modo da formare un angolo di 90 gradi con i gomiti.

6. Attività di pulizia:

Mentre si spazza, si passa l'aspirapolvere o si lava il pavimento, è importante muoversi utilizzando l'intero corpo, evitando di sovraccaricare una sola parte.

Una consapevolezza attiva delle proprie abitudini posturali durante queste attività quotidiane può fare una differenza significativa. Non solo si possono prevenire infortuni e dolori, ma una buona postura può anche influenzare positivamente l'umore e l'autostima. Essere consapevoli di come ci muoviamo e di come interagiamo con il nostro ambiente ci permette di vivere in maniera più armoniosa, sfruttando al meglio le nostre capacità fisiche.

Infine, è cruciale comprendere che ogni attività, anche la più semplice, offre un'opportunità per essere svolta in modo ergonomico e salutare per il corpo. Allo stesso tempo, adattare la postura in risposta ai segnali del nostro corpo può contribuire a una vita più sana e bilanciata. Questa consapevolezza posturale durante le attività quotidiane rappresenta la base su cui costruire pratiche più avanzate e specifiche per la cura della postura, alcune delle quali verranno esplorate nei punti successivi del nostro percorso.

Guidare è un'attività quotidiana per molte persone, e passare ore al volante può avere un impatto significativo sulla nostra postura. Se trascurata, la guida può diventare una fonte di tensioni e mal di schiena. Ecco alcuni suggerimenti essenziali per garantire una postura corretta durante la guida e ridurre l'affaticamento e lo stress muscolare.

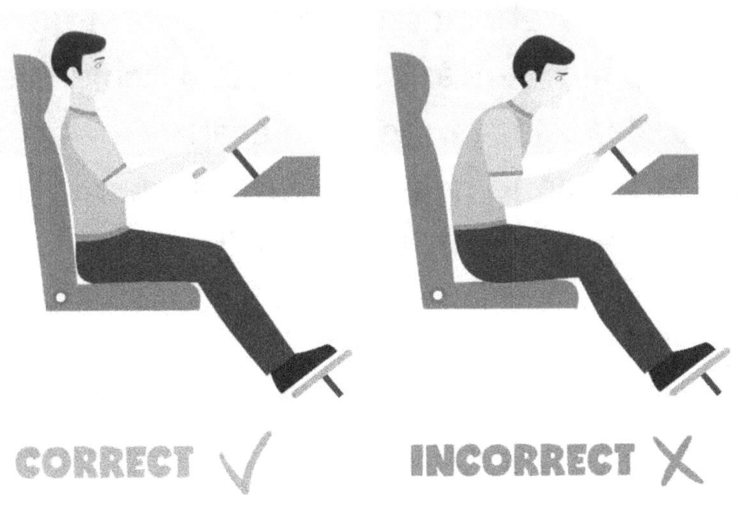

1. Regolazione del sedile:

Il primo passo per garantire una guida confortevole è regolare correttamente il sedile. La schiena
dovrebbe essere completamente appoggiata allo
schienale, mantenendo un leggero angolo (circa
100-110 gradi) tra cosce e busto. Le cosce dovrebbero essere supportate per tutta la loro lunghezza
e i piedi dovrebbero raggiungere facilmente i pedali senza stirare le gambe.

2. Posizione del volante:

Il volante dovrebbe essere regolato in modo che,
con le spalle ben appoggiate allo schienale, le
braccia siano leggermente piegate. Questo previene la tensione nelle spalle e nei gomiti. Il volante dovrebbe anche essere inclinato in modo da
poterlo vedere chiaramente senza dover chinare
la testa o alzarla.

3. Supporto lombare:

Molti sedili automobilistici moderni offrono supporto lombare regolabile. Questo supporto aiuta a mantenere la curvatura naturale della colonna vertebrale, riducendo la pressione sulla parte bassa della schiena. Se la tua auto non ha questa opzione, puoi utilizzare un cuscino o un rullo lombare per fornire il supporto necessario.

4. Utilizzo degli specchietti:

Gli specchietti retrovisori e laterali dovrebbero essere regolati in modo da minimizzare la necessità di movimenti e torsioni del collo e delle spalle. Con una corretta regolazione, dovresti avere una visione chiara della strada dietro e ai lati senza doverti spostare sulla seduta.

5. Posizione dei piedi:

Mantieni i piedi paralleli e appoggiali interamente sul pavimento o sui pedali. Questo aiuta a distribuire il peso equamente, riducendo la tensione su caviglie e ginocchia.

6. Pause regolari:

Se stai guidando per lunghi periodi, è essenziale fare delle pause regolari. Fermarsi ogni ora per fare una breve passeggiata e fare qualche esercizio di stretching può fare miracoli per la circolazione e ridurre la tensione muscolare.

7. Evita sovraccarichi:

Mantenere il portafoglio nel taschino posteriore o portare oggetti pesanti in auto può alterare la postura durante la guida. Assicurati di rimuovere eventuali oggetti ingombranti dalle tasche e di sistemare il carico in modo equilibrato all'interno del veicolo.

8. Abbigliamento comodo:

Indossare scarpe basse e confortevoli è fondamentale. Evita scarpe con tacchi alti o suole spesse che potrebbero interferire con la capacità di utilizzare i pedali efficacemente.

Incorporare questi suggerimenti nella tua routine di guida non solo migliorerà la postura ma contribuirà anche a rendere i tuoi viaggi più confortevoli e meno affaticanti. Come in tutte le attività quotidiane, la chiave è la consapevolezza. Riconoscere e rispondere ai segnali del proprio corpo durante la guida ti permetterà di mantenere una salute muscoloscheletrica ottimale anche dopo lunghe ore trascorse al volante. E questa consapevolezza può essere estesa e applicata anche ad altre aree della nostra vita.

Il sonno è una delle funzioni biologiche più essenziali per il nostro benessere. Durante il sonno, il corpo si rigenera, ripara i tessuti danneggiati, rinnova le cellule e si riprende dalle attività della giornata. Tuttavia, sebbene il sonno sia fondamentale per la salute generale, la maniera in cui dormiamo, specificamente la nostra postura nel sonno, può avere un impatto profondo sul nostro benessere fisico e sulla salute della nostra colonna vertebrale.

La connessione tra sonno e postura

Mentre ci concentriamo spesso sulla postura durante le attività diurne, come stando seduti al computer o mentre camminiamo, la postura durante il sonno tende ad essere trascurata. Eppure, dato che passiamo circa un terzo della nostra vita a letto, la posizione che assumiamo durante il sonno può influenzare notevolmente la nostra salute posturale.

I cuscini e il loro ruolo

La scelta del cuscino è cruciale. Un cuscino che non supporta adeguatamente il collo può portare a tensioni e mal di testa. Idealmente, un cuscino dovrebbe allineare il collo con la colonna vertebrale, evitando che il collo si pieghi eccessivamente in qualsiasi direzione. Per coloro che dormono sul fianco, un cuscino leggermente più spesso potrebbe essere utile, mentre chi dorme sulla schiena potrebbe preferire un cuscino più sottile.

La scelta del materasso

Il materasso gioca un ruolo fondamentale nella postura notturna. Un materasso troppo morbido può far affondare il corpo, causando curve innaturali della colonna vertebrale. Al contrario, un materasso eccessivamente rigido potrebbe non fornire il supporto necessario nei punti chiave, come le spalle e i fianchi. La chiave è trovare un equilibrio tra comfort e supporto.

Posizioni raccomandate per dormire

Dormire sulla schiena è generalmente considerato la posizione migliore per mantenere una postura neutra della colonna vertebrale. Se preferisci dormire sul fianco, assicurati di avere un supporto adeguato tra le ginocchia, come un cuscino, per evitare una torsione della colonna lombare. Dormire a pancia in giù è generalmente sconsigliato poiché può causare tensione nel collo e nella colonna vertebrale.

Gli effetti di una cattiva postura del sonno:

Oltre ai dolori muscolari e alla tensione, una postura scorretta durante il sonno può portare a problemi a lungo termine, come la sciatica, la sindrome del tunnel carpale o disturbi temporo-mandibolari. Questi problemi possono non solo compromettere la qualità del sonno, ma anche influenzare negativamente la qualità della vita diurna.

La postura durante il sonno è una componente fondamentale del nostro benessere generale e della salute della colonna vertebrale. Investire tempo per assicurarsi una posizione corretta nel sonno, scegliendo il giusto materasso e cuscino, può avere effetti duraturi sulla nostra salute e prevenire potenziali problemi posturali.

Nell'ambito della postura e del benessere fisico, non possiamo sottovalutare l'importanza della scelta di scarpe e abbigliamento adeguati. Questi elementi, che potremmo considerare secondari, hanno un impatto significativo sulla nostra salute posturale e sul modo in cui ci muoviamo durante la giornata.

L'influenza delle scarpe sulla postura

Quando parliamo di scarpe, non stiamo semplicemente menzionando un accessorio di moda. Le scarpe rappresentano il punto di contatto diretto con il suolo e, di conseguenza, influenzano l'intera catena cinetica del corpo. Una calzatura non adeguata può causare problemi che vanno oltre i piedi, influenzando anche ginocchia, fianchi e colonna vertebrale. La chiave è scegliere scarpe che offrano un adeguato supporto, stabilità e comfort.

Il dilemma del tacco alto

Le scarpe con tacco alto, pur essendo eleganti, possono causare svariati problemi posturali. Indossate per periodi prolungati, possono alterare l'equilibrio naturale del corpo, spostando il baricentro e aumentando la tensione sulla zona lombare. Se si sceglie di indossare tacchi, è consigliabile farlo con moderazione e fare attenzione alle altezze e alla forma del tacco.

Abbigliamento: comfort e libertà di movimento

L'abbigliamento può influire sulla nostra capacità di muoverci liberamente. Vestiti troppo stretti o limitanti possono restringere la nostra gamma di movimento, portando a compensazioni che possono alterare la postura. È essenziale selezionare indumenti che permettano una completa libertà di movimento, specialmente se prevediamo di indossarli per lunghe ore.

L'importanza dei materiali

La scelta dei materiali dell'abbigliamento non è solo una questione di comfort, ma anche di salute. Materiali traspiranti possono prevenire l'accumulo di umidità, riducendo il rischio di irritazioni cutanee. Inoltre, alcuni tessuti possono offrire una leggera compressione, che può aiutare a sostenere muscoli e articolazioni durante l'attività.

L'interazione tra scarpe e abbigliamento

Non possiamo considerare scarpe e abbigliamento come elementi isolati. C'è un'interazione diretta tra la calzatura che scegliamo e gli indumenti che indossiamo. Ad esempio, una scarpa sportiva potrebbe non essere la scelta migliore con abiti formali, non solo dal punto di vista estetico, ma anche funzionale. L'armonia tra scarpe e vestiti può influenzare il nostro modo di camminare, la nostra autostima e, di conseguenza, la nostra postura.

In sostanza, se vogliamo dare priorità alla nostra postura e al benessere fisico, non possiamo ignorare l'importanza di scarpe e abbigliamento adeguati. Queste scelte, apparentemente superficiali, hanno implicazioni profonde sul nostro equilibrio, sul modo in cui ci muoviamo e sulla nostra salute generale. Come vedremo nel prossimo punto, ogni decisione che riguarda il nostro corpo ha un impatto sulla nostra postura, e la consapevolezza è il primo passo per fare scelte informate.

Il rilassamento gioca un ruolo cruciale nel migliorare e mantenere una postura corretta. Stress, tensioni e preoccupazioni quotidiane possono influenzare negativamente la nostra postura, portando a una serie di problemi muscolari e scheletrici. Attraverso tecniche di rilassamento mirate, possiamo riequilibrare il corpo e la mente, promuovendo una postura ottimale.

Rilassamento progressivo di Jacobson:

Questo metodo si basa sull'esercizio di contrazione e successivo rilascio di vari gruppi muscolari. La contrazione permette di percepire la tensione, mentre il rilassamento successivo aiuta a prendere consapevolezza dello stato di rilassatezza. Questa tecnica non solo riduce lo stress, ma aiuta anche a riconoscere e a liberarsi delle tensioni muscolari che possono influenzare negativamente la postura.

Tecniche di respirazione:

Respirare correttamente è fondamentale per una postura ottimale. La respirazione diaframmatica, in particolare, aiuta a rilassare il torace e a migliorare l'ossigenazione dei tessuti. La pratica regolare di esercizi respiratori può contribuire a correggere alcune abitudini posturali errate e a promuovere una sensazione generale di benessere.

Meditazione e Mindfulness:

Oltre a promuovere il rilassamento mentale, la meditazione può avere benefici sulla postura. Sedersi o sdraiarsi in una posizione corretta durante la meditazione aiuta a rafforzare l'abitudine di mantenere una postura corretta anche nelle altre attività quotidiane. La mindfulness, o "attenzione consapevole", può essere utilizzata per prestare attenzione alle tensioni presenti nel corpo e rilasciarle.

Visualizzazione guidata:

Attraverso la visualizzazione, possiamo immaginare il nostro corpo in una postura ideale, rafforzando mentalmente l'immagine di una postura corretta. Questa tecnica può aiutare a riallineare la colonna vertebrale e a rilassare i muscoli responsabili di posture scorrette.

Tecniche di autoregolazione:

Esistono diverse tecniche che aiutano a percepire e correggere la postura attraverso la consapevolezza. Queste tecniche si basano sulla capacità dell'individuo di sentire e correggere le proprie tensioni, sfruttando la capacità naturale del corpo di autoregolarsi.

Stretching e Yoga:

Gli esercizi di stretching aiutano a rilassare i muscoli e a migliorare la flessibilità, entrambi fattori essenziali per una buona postura. Lo yoga, in particolare, combina stretching, respirazione e consapevolezza corporea, rendendolo uno strumento eccellente per il miglioramento posturale.

Le tecniche di rilassamento offrono un duplice beneficio: riducono lo stress e le tensioni, promuovendo al contempo una postura ottimale. Attraverso la pratica regolare di queste tecniche, possiamo sviluppare una maggiore consapevolezza del nostro corpo e delle tensioni che possono influenzare la nostra postura. Integrando queste pratiche nella routine quotidiana, non solo miglioreremo la nostra postura, ma avremo anche strumenti preziosi per affrontare lo stress e le sfide della vita quotidiana.

Capitolo 8: Fitness Posturale - La chiave per una postura ottimale attraverso l'allenamento

Il fitness posturale non è un semplice sottoinsieme di un allenamento fisico tradizionale; piuttosto, rappresenta la fusione di una comprensione biomeccanica del corpo con principi di allenamento scientificamente fondati. Mentre il concetto di postura riguarda la posizione in cui manteniamo il nostro corpo, sia in piedi che seduti, il fitness posturale trascende questa definizione, abbracciando un approccio olistico che tiene conto della forza, della flessibilità, della mobilità e dell'equilibrio.

La spina dorsale dell'allenamento posturale è la consapevolezza biomeccanica. Ogni movimento che eseguiamo, sia esso un sollevamento, una flessione o una rotazione ha radici in una serie di reazioni biomeccaniche. Per esempio, quando ci chiniamo per raccogliere un oggetto dal pavimento, non stiamo semplicemente piegando la nostra colonna vertebrale; stiamo coordinando una danza tra i muscoli del core, gli arti inferiori e la colonna vertebrale.

Ma cosa rende il fitness posturale così cruciale nella routine di allenamento di una persona? La risposta risiede in come la nostra postura, se non corretta, può portare a una catena di problematiche. Una postura scorretta può causare squilibri muscolari, dove alcuni muscoli diventano ipertonici (troppo tesi) mentre altri diventano ipotonici (troppo rilassati). Questi squilibri, se non corretti, possono portare a infortuni a lungo termine e dolore cronico.

Il fitness posturale, quindi, mira a costruire un corpo che non solo appare allineato, ma che funziona in maniera ottimale. Questo tipo di allenamento si focalizza su esercizi che migliorano la consapevolezza corporea, rinforzano i muscoli posturali chiave e aumentano la mobilità delle articolazioni.

Il coinvolgimento del sistema nervoso è fondamentale. Mentre ci alleniamo, non stiamo solo lavorando sui muscoli e sulle articolazioni, ma stiamo anche rieducando il nostro sistema nervoso su come percepire e mantenere una postura ottimale. Questo processo di "riequilibrio" del sistema neuromuscolare è ciò che rende il fitness posturale tanto efficace nel lungo termine.

Ma come si differenzia esattamente il fitness posturale da un comune allenamento in palestra?

Mentre un allenamento tradizionale potrebbe concentrarsi sull'aumento della massa muscolare o sulla perdita di peso, il fitness posturale dà la priorità alla funzionalità. Ciò significa che l'obiettivo principale è garantire che il corpo funzioni in modo efficiente e armonioso, riducendo il rischio di infortuni e ottimizzando le prestazioni in tutte le attività quotidiane.

Come vedremo a breve, sarà essenziale esplorare le tecniche specifiche e gli esercizi che costituiscono la base del fitness posturale. Ma prima di immergersi nelle tecniche, è fondamentale comprendere l'importanza di un core forte, poiché rappresenta la base da cui tutti gli altri movimenti emergono. Un core solido e ben allenato non solo sostiene la colonna vertebrale, ma funge anche da punto di partenza per la forza e la stabilità in tutto il corpo. Con questo fondamento, possiamo procedere a esaminare come esercizi mirati possono promuovere una postura sana.

Il core, il centro del nostro corpo, svolge un ruolo cardine nella nostra postura e nella nostra stabilità. Quando parliamo di core, ci riferiamo non solo agli addominali visibili, ma a tutto un insieme di muscoli, che vanno dal diaframma fino ai muscoli profondi dell'addome, passando per i muscoli paravertebrali e il pavimento pelvico. Questo complesso muscolare rappresenta la base da cui si muovono tutti gli arti e supporta la colonna vertebrale.

La colonna vertebrale, composta da una serie di vertebre separate dai dischi intervertebrali, è l'asse portante del corpo umano. Una colonna sana e ben supportata garantisce una postura corretta e riduce il rischio di infortuni.

Cominciamo ad esplorare alcuni esercizi fondamentali per rafforzare queste zone chiave.

1. Plank o Tavola: Uno degli esercizi più conosciuti; eppure, spesso eseguito in modo impreciso. Mantenendo il corpo in una posizione retta, appoggiato sui gomiti e sulle punte dei piedi, il plank rinforza l'intero core. La chiave sta nel mantenere l'addome e i glutei contratti, evitando che la schiena si incurvi.

2. Bridge o Ponte: Distesi supini, con le braccia lungo i fianchi e i piedi appoggiati a terra, si solleva il bacino spingendo sui talloni. Questo esercizio lavora in profondità sui muscoli del pavimento pelvico e sui glutei, oltre a migliorare la mobilità della colonna vertebrale.

3. Rotazioni del tronco con bastone: Seduti o in piedi, con un bastone appoggiato dietro la nuca e tenuto con entrambe le mani, effettuare rotazioni del busto da un lato all'altro. Questo movimento rinforza gli obliqui e migliora la flessibilità della colonna vertebrale.

4. **Dead bug o Insetto morto:** Distesi supini, con braccia tese verso l'alto e gambe sollevate formando un angolo di 90 gradi, abbassare alternatamente un braccio dietro la testa e la gamba opposta. Questo esercizio coinvolge l'intero core e richiede una buona coordinazione.

5. **Superman**: Distesi prono, sollevare contemporaneamente braccia e gambe, mantenendo il collo allineato con la colonna. Questo esercizio rafforza la catena posteriore del corpo, in particolare i muscoli paravertebrali.

La routine di questi esercizi, se eseguita con regolarità, contribuirà notevolmente al rafforzamento del core e della colonna vertebrale. Tuttavia, è essenziale eseguirli correttamente, prestando attenzione alla forma e all'allineamento. Se possibile, è consigliabile avvalersi della supervisione di un esperto in fitness posturale o di un fisioterapista.

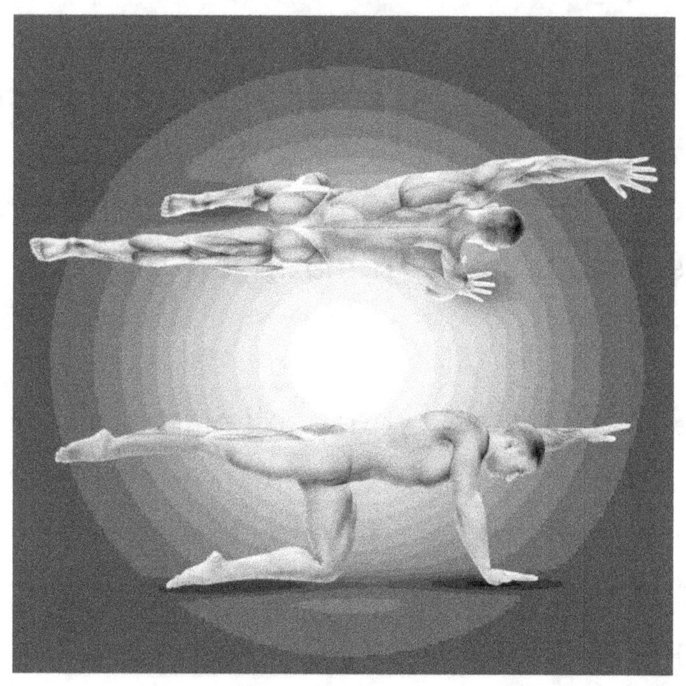

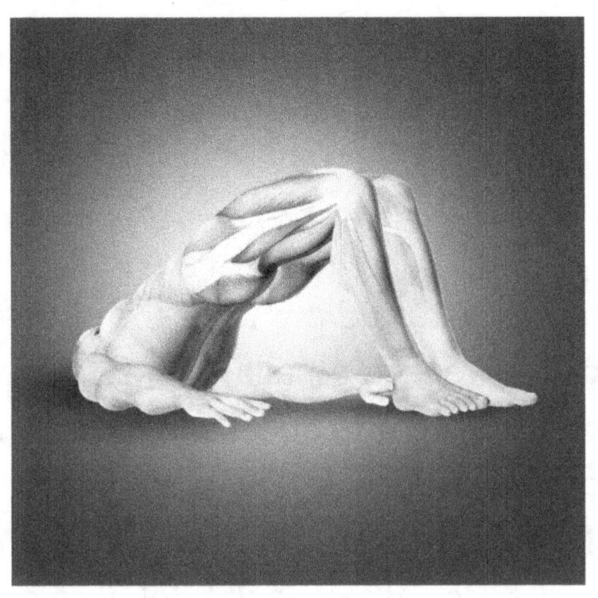

Rinforzando il core e la colonna, non solo potenzieremo la nostra postura e ridurremo il rischio di infortuni, ma miglioreremo anche le prestazioni in molte attività quotidiane e sportive.

Nel vasto panorama del fitness, l'allenamento funzionale rappresenta un'evoluzione che mette l'accento sulla capacità del corpo di eseguire movimenti reali e multifunzionali, piuttosto che isolare singoli muscoli. La sua efficacia risiede nella preparazione del corpo a rispondere alle sfide quotidiane, dalla semplice azione di raccogliere qualcosa da terra al portare una valigia su una rampa di scale.

Il concetto di "postura dinamica" sottolinea l'importanza di mantenere un allineamento ottimale e una meccanica corretta durante il movimento, e non solo quando siamo in posizione eretta o seduti. A differenza della postura statica, la postura dinamica si riferisce alla capacità del nostro corpo di mantenere un equilibrio e un allineamento corretti durante l'azione.

L'allenamento funzionale può essere il ponte perfetto tra la forza, la flessibilità e la postura dinamica. Ecco alcuni aspetti chiave dell'allenamento funzionale orientato alla postura dinamica:

1. Movimenti Multipli e Catene Cinetiche: Piuttosto che concentrarsi su un singolo muscolo, l'allenamento funzionale spesso coinvolge catene cinetiche, ovvero gruppi di muscoli che lavorano insieme per produrre movimenti complessi. Questo rafforza il corpo in maniera integrata e assicura che i muscoli interagiscano armoniosamente tra loro durante le attività quotidiane.

2. Sviluppo della Propriocezione: Questa è la capacità del corpo di percepire la propria posizione nello spazio. Gli esercizi funzionali, specialmente quelli su superfici instabili come **fitball** o **bosu**, possono migliorare la propriocezione, rendendoci più consapevoli della nostra postura dinamica.

3. Flessibilità in Movimento: Mentre la flessibilità statica si riferisce alla capacità di allungare un muscolo al suo massimo, la flessibilità dinamica riguarda la capacità di utilizzare quella gamma di movimento durante le attività. Esercizi come gli **affondi laterali** o le **rotazioni del tronco** integrano l'elasticità muscolare nel movimento.

4. Squilibri Muscolari: Ogni persona ha una sua storia, fatta di abitudini, traumi o attività specifiche, che possono portare a squilibri muscolari. L'allenamento funzionale aiuta a riconoscere questi squilibri e a lavorare per riportare il corpo a un equilibrio ottimale.

5. Integrazione Respiratoria: La respirazione è un componente spesso trascurato ma essenziale nella postura dinamica. Esercizi funzionali che integrano la respirazione aiutano a migliorare la meccanica respiratoria e a supportare la colonna vertebrale durante il movimento.

Incorporando l'allenamento funzionale nella routine fitness, non solo potenzi sì la forza e la resistenza, ma si crea anche una fondazione solida per una postura dinamica efficace. Questa prospettiva olistica sul movimento può avere benefici che vanno oltre la palestra o lo studio di fitness, migliorando la qualità di ogni movimento che facciamo nella vita di tutti i giorni.

Con una comprensione solida di come l'allenamento funzionale si intrecci con la postura dinamica, possiamo ora esplorare come specifici strumenti e accessori possono ulteriormente migliorare e ottimizzare il nostro fitness posturale.

Il concetto di flessibilità non riguarda solo la capacità di toccare le dita dei piedi o fare una spaccata. In realtà, è strettamente collegato all'idea di mantenere un allineamento posturale ottimale. La flessibilità adeguata di muscoli e tendini gioca un ruolo fondamentale nella prevenzione di squilibri muscolari, che possono causare alterazioni posturali. Insieme alla flessibilità, la mobilità articolare è fondamentale per garantire un movimento fluido e libero da tensioni o rigidità.

Un corpo flessibile e mobile consente di muoversi con maggiore libertà e agilità, riducendo il rischio di lesioni e migliorando l'equilibrio generale del corpo. Per raggiungere un livello ottimale di flessibilità e mobilità, è essenziale incorporare eser-

cizi di **stretching** e **mobilità** nella routine di allenamento.

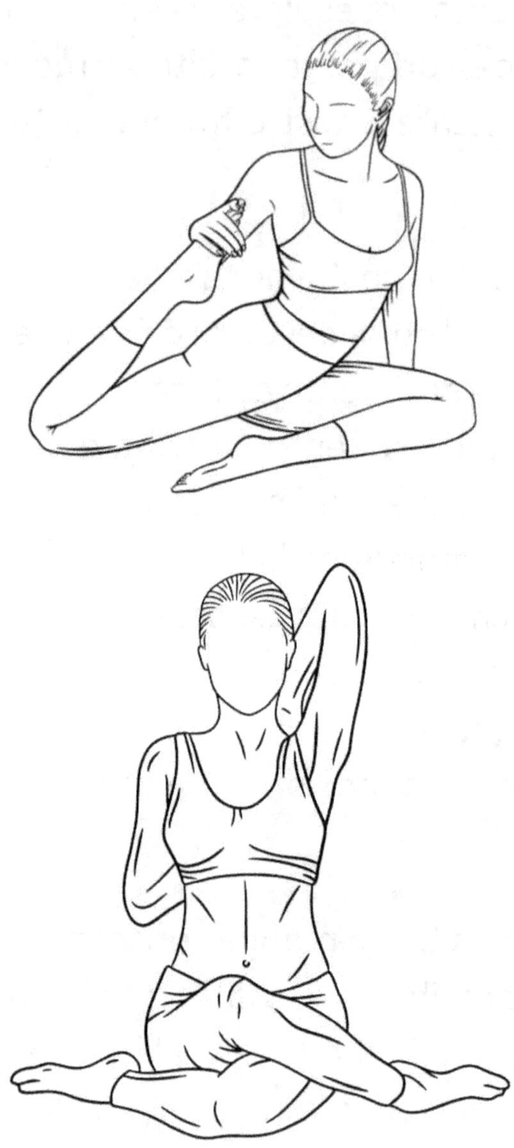

Stretching: Gli esercizi di stretching aiutano a prolungare i muscoli, migliorando la loro elasticità. Questo non solo previene gli infortuni ma garantisce anche che i muscoli possano lavorare in modo efficiente. Uno stretching regolare riduce anche la tensione muscolare e può correggere gli squilibri posturali.

Ci sono vari tipi di stretching, ma due delle forme più comuni sono:

- **Statico**: dove si tiene una posizione per un determinato periodo di tempo, senza muoversi.

- **Dinamico**: che implica movimento, come oscillazioni leggere o rotazioni, aiutando a preparare il corpo per l'attività fisica.

Mobilità: Mentre lo stretching si concentra sui muscoli, la mobilità si riferisce alla capacità di muovere le articolazioni attraverso la loro gamma completa di movimento. La mancanza di mobilità può limitare il movimento e portare a compensazioni inutili durante l'attività fisica, aumentando il rischio di squilibri e lesioni.

Per migliorare la mobilità, è utile incorporare esercizi che lavorano su specifiche articolazioni, come spalle, anche e caviglie. Esercizi come le rotazioni articolari, i movimenti circolari e le oscillazioni possono essere particolarmente efficaci.

L'importanza di combinare sia lo stretching che la mobilità nella routine di allenamento posturale non può essere enfatizzata abbastanza. Questi elementi garantiscono che il corpo rimanga flessibile e agile, in grado di adattarsi e rispondere a vari tipi di stress fisico senza compromettere la postura.

Mentre avanziamo nel nostro percorso verso il Fitness Posturale, è essenziale riconoscere che ogni componente dell'allenamento ha un ruolo specifico nel creare un corpo forte, allineato e resiliente. La combinazione di flessibilità e mobilità prepara il terreno per le tecniche avanzate. Un corpo che può muoversi liberamente e senza restrizioni è un corpo pronto ad affrontare le sfide quotidiane con efficienza e grazia.

Nel mondo del fitness, l'attenzione si concentra spesso su allenamento, intensità e performance, ma un aspetto fondamentale, a volte trascurato, è il recupero. Se ci poniamo l'obiettivo di costruire un corpo posturalmente sano, l'importanza del recupero non può essere sottovalutata. È nel recupero che il corpo si rigenera, si rafforza e si adatta alle sollecitazioni dell'allenamento.

Il recupero come chiave per la resilienza muscolare: I muscoli sono sottoposti a stress durante gli allenamenti, specialmente quelli orientati al miglioramento posturale. Durante il periodo di riposo, le fibre muscolari danneggiate si riparano e si rafforzano. Un recupero inadeguato può portare a squilibri e tensioni, contraddicendo l'obiettivo del Fitness Posturale.

Prevenzione delle lesioni: Sottoporre il corpo a allenamenti intensi senza concedergli un adeguato periodo di riposo aumenta il rischio di infortuni. La stanchezza e la mancanza di recupero possono compromettere la biomeccanica del movimento, rendendo il corpo più suscettibile a distorsioni, strappi e altre problematiche.

Recupero attivo e passivo: Non tutto il recupero richiede assoluta inattività. Il recupero attivo, come una camminata leggera o esercizi di mobilità dolce, può effettivamente aiutare a migliorare la circolazione e accelerare il processo di guarigione. Il recupero passivo, invece, si riferisce a periodi di completo riposo e rilassamento, vitali per la rigenerazione totale del corpo.

Strumenti per un recupero efficace: Oltre al semplice riposo, ci sono diverse tecniche e strumenti che possono potenziare il recupero:

- **Massaggi**: Questi aiutano a rilassare i muscoli tesi, migliorare la circolazione e promuovere la rigenerazione dei tessuti.

-**Idroterapia**: Alternare docce fredde e calde può aiutare a ridurre l'infiammazione e a migliorare il flusso sanguigno ai muscoli.

- **Tecniche di rilassamento**: Tecniche come la meditazione e la respirazione profonda possono aiutare a ridurre lo stress, un fattore che può compromettere il recupero.

Ascolta il tuo corpo: Uno dei principi fondamentali del Fitness Posturale è sviluppare la consapevolezza corporea. Questo include riconoscere i segni di affaticamento e capire quando è il momento di fare una pausa. Sintomi come dolore persistente, stanchezza cronica o diminuzione delle performance sono chiari segnali che il corpo necessita di un periodo di recupero.

Concludendo, mentre ci sforziamo di costruire un corpo allineato e posturalmente sano, non possiamo trascurare l'importanza vitale del recupero. Dando al corpo il tempo e gli strumenti per rigenerarsi, garantiamo non solo il successo dei nostri allenamenti ma anche la longevità del nostro benessere posturale. Avere una visione olistica, che incorpora sia l'intensità dell'allenamento sia la sacralità del riposo, ci guiderà verso una postura e una salute ottimali.

Capitolo 9: Approfondimenti sul Fitness Posturale: Tecniche Avanzate, Integrazione, Innovazioni e Testimonianze"

Nel vasto universo del fitness posturale, una volta padroneggiate le basi, emerge la necessità di esplorare tecniche avanzate che consentono di ottenere risultati ancora più mirati e specifici. Queste tecniche, elaborate attraverso anni di ricerca e pratica, sono fondamentali per chi desidera portare la propria postura e il proprio benessere a un livello superiore.

Una delle principali tecniche avanzate riguarda **l'allenamento in instabilità**. Questo tecnica avanzata fa riferimento all'esecuzione di esercizi su superfici o in condizioni che sfidano la nostra capacità di mantenere l'equilibrio. Questa instabilità può derivare dall'uso di attrezzi come palle da ginnastica, bosu, cuscini ad aria, bilancieri instabili, e molti altri.

Benefici dell'Allenamento in Instabilità:

1.Attivazione dei Muscoli Stabilizzatori: Quando ci alleniamo su una superficie instabile, il corpo attiva automaticamente i muscoli stabilizzatori, specialmente quelli intorno al core e alla colonna vertebrale, per mantenere l'equilibrio. Questi muscoli sono spesso trascurati negli allenamenti tradizionali, ma sono fondamentali per una postura corretta e per prevenire lesioni.

2.Miglioramento della Coordinazione e della Propriocezione: La propriocezione è la capacità del corpo di percepire la posizione e il movimento degli arti senza guardare direttamente. L'allenamento in instabilità aiuta a migliorare questa sensazione, rendendoci più consapevoli del nostro corpo e dei suoi movimenti nello spazio.

3. Potenziamento del Core: Il core non è solo l'addome, ma include tutti i muscoli che stabilizzano la colonna vertebrale, i fianchi e la pelvi. Lavorare in condizioni di instabilità assicura che questi muscoli siano costantemente impegnati e rafforzati.

4.Maggiore Intensità con Carichi Minori: Poiché l'instabilità aggiunge una componente di difficoltà agli esercizi, spesso non è necessario utilizzare pesi pesanti per ottenere un allenamento efficace.

Applicazioni Pratiche:

Incorporare l'allenamento in instabilità può iniziare con piccoli passi. Ad esempio, si può eseguire una serie di squat o push-up su una superficie instabile come un bosu o una palla da ginnastica. Con il tempo, man mano che la confidenza e la capacità aumentano, si possono aggiungere movimenti più complessi o combinare esercizi per creare circuiti di allenamento funzionale.

Precauzioni:

Nonostante i suoi benefici, è essenziale approcciarsi all'allenamento in instabilità con cautela. Non è consigliato per coloro che sono nuovi all'allenamento fisico o che hanno problemi di equilibrio preesistenti. L'assistenza di un professionista del fitness o di un fisioterapista può essere fondamentale per garantire che gli esercizi siano eseguiti correttamente e in sicurezza.

L'allenamento in instabilità, se integrato correttamente, può offrire una dimensione completamente nuova alla routine di fitness posturale, migliorando l'equilibrio, la forza e la consapevolezza corporea. È una tecnica avanzata che può portare significativi benefici posturali quando applicata con cognizione e attenzione.

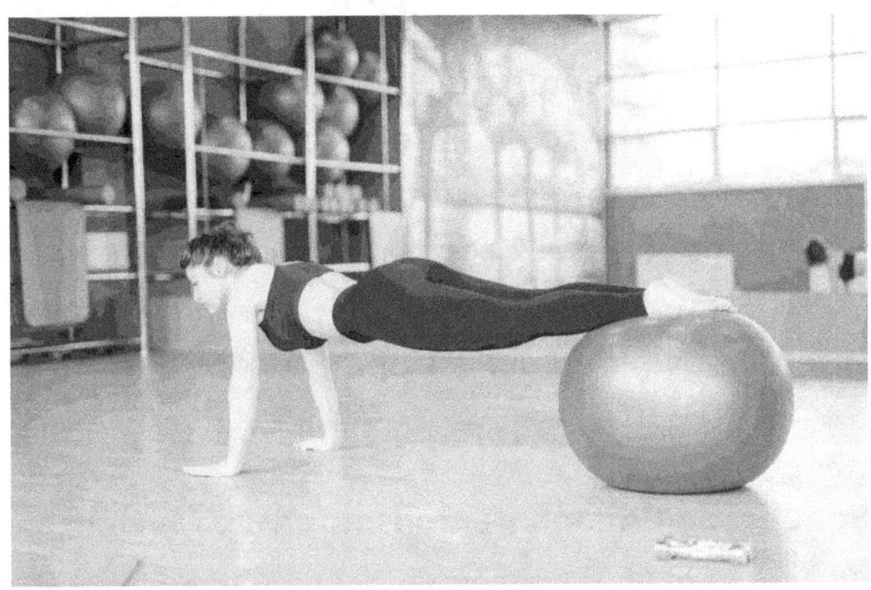

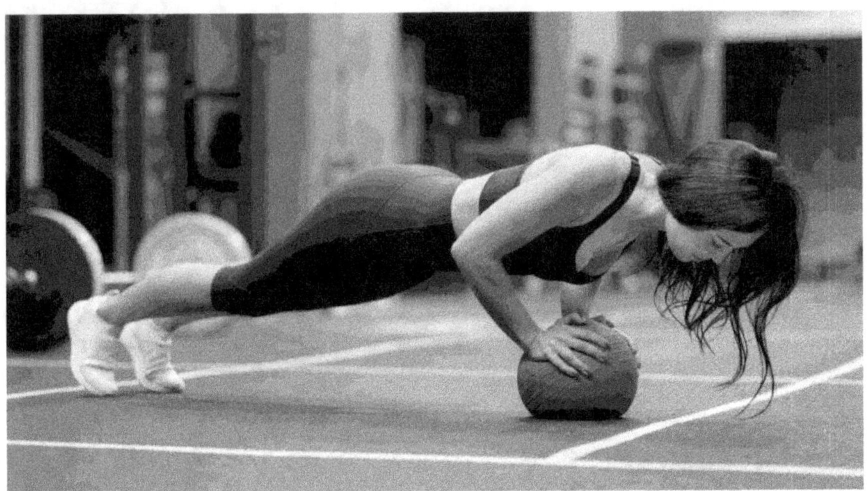

Esempi di allenamenti in instabilità: Push up con palla da ginnastica

Un altro approccio avanzato è **l'allenamento isometrico**. Questo tipo di allenamento si riferisce a
un tipo di esercizio in cui il muscolo genera forza
senza un cambiamento visibile nella lunghezza
del muscolo stesso. In altre parole, è una contrazione muscolare che non comporta un movimento effettivo dell'articolazione. Durante questi
esercizi, i muscoli si attivano e lavorano, ma non
ci sono movimenti di flessione o estensione.

Benefici dell'Allenamento Isometrico:

1.Rafforzamento Selettivo: Gli esercizi isometrici
permettono di individuare e rinforzare specifici
gruppi muscolari. Questo è particolarmente utile
per la riabilitazione o per rafforzare aree deboli
del corpo.

2. Efficienza: Poiché non c'è movimento, gli esercizi isometrici possono essere effettuati in breve
tempo, rendendoli ideali per persone con pro-

grammi impegnativi o come integrazione in routine più lunghe.

3.**Miglioramento della Postura**: Gli esercizi isometrici aiutano a rafforzare i muscoli stabilizzatori, cruciali per mantenere una postura eretta e corretta.

4. **Sicurezza**: Senza movimenti dinamici, c'è un minore rischio di infortunio, rendendo l'allenamento isometrico adatto anche a chi è alle prime armi o si sta riprendendo da un trauma.

Esempi Pratici:

Un esempio classico di esercizio isometrico è la plank o tavola, in cui si mantiene il corpo in una posizione orizzontale sostenendosi sulle braccia e sulle punte dei piedi. Un altro esempio può essere il mantenere una contrazione dei muscoli dell'addome o dei glutei per un determinato periodo di tempo.

L'allenamento isometrico è una metodologia che offre un modo efficace e sicuro per rafforzare i muscoli, migliorare la postura e complementare altri tipi di allenamento. Sebbene possa sembrare semplice in apparenza, quando eseguito correttamente, può offrire profondi benefici muscolari e posturali.

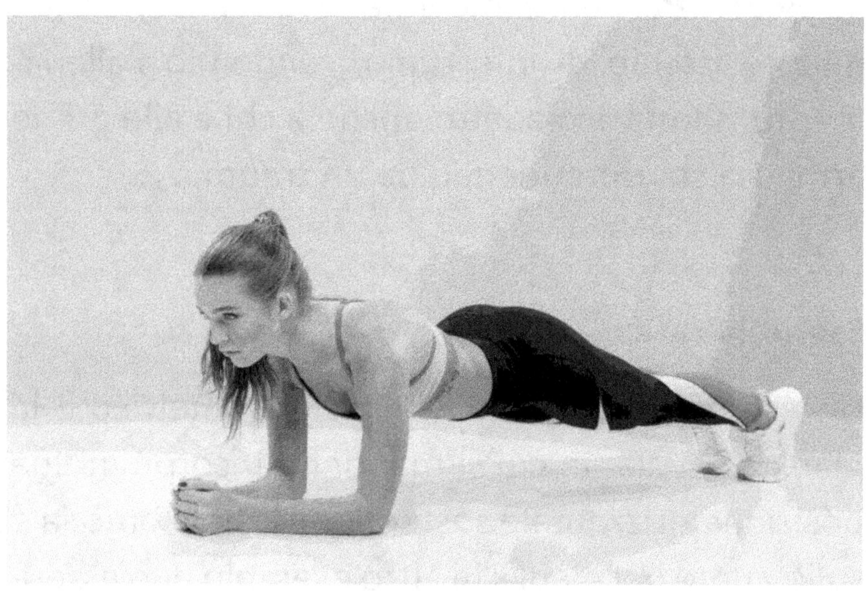

Esempio di allenamento isometrico: Plank

Poi, un altro tipo di allenamento è "**il formazione a fascia**" (o "**training fasciale**), che riguarda l'approccio mirato al sistema fasciale del corpo. La fascia è una rete tridimensionale di tessuto connettivo che avvolge e collega ogni muscolo, osso, nervo, arteria e organo interno del corpo. Questa vasta rete di tessuti fornisce supporto e protezione ai nostri organi interni e gioca un ruolo cruciale nella comunicazione tra i muscoli, garantendo che operino come una singola unità coordinata.

Negli ultimi anni, la ricerca ha evidenziato l'importanza della fascia per la nostra salute generale e, in particolare, per la postura. Quando la fascia è sana, è elastica e scivolosa, permettendo ai muscoli di muoversi liberamente gli uni sugli altri. Ma a causa di traumi, cattive posture o abitudini di movimento, la fascia può diventare rigida e "incollata", limitando la mobilità e causando dolore.

Esercizi come lo **allungamento miofasciale** e l'uso del **rullo di schiuma** mirano a liberare e allungare la fascia, migliorando la mobilità, riducendo il dolore e aiutando a correggere squilibri posturali. Ad esempio, il foam rolling, spesso descritto come un "massaggio profondo", aiuta a rilasciare tensioni e aderenze fasciali, migliorando la flessibilità e la funzione muscolare.

Inoltre, il training in fascia non si limita solo a questi esercizi ma integra anche una serie di movimenti fluidi che mirano a "scivolare" e "glissare" attraverso la fascia, migliorando così la sua elasticità e funzione.

Il corretto allenamento della fascia porta a una maggiore consapevolezza del proprio corpo, a un miglioramento dell'elasticità muscolare e a una riduzione del rischio di lesioni.

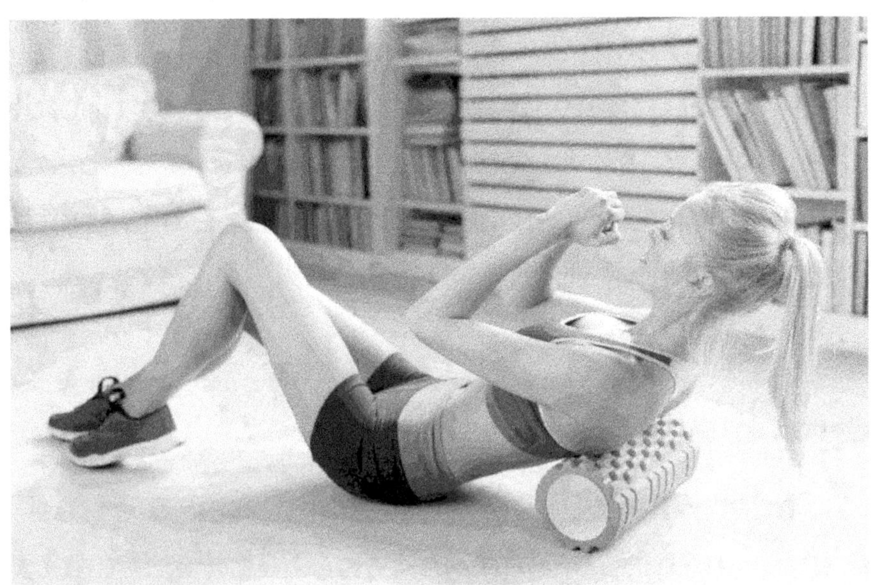

Allenamento con il Foam Roller

Non possiamo dimenticare l'importanza **dell'allenamento asimmetrico**. Molte persone hanno disallineamenti causati da abitudini quotidiane come portare borse su un lato o utilizzare il mouse con una sola mano. L'allenamento asimmetrico intende bilanciare queste discrepanze lavorando in modo più intenso sul lato più debole del corpo.

Quindi, l'allenamento asimmetrico riguarda l'utilizzo di carichi o resistenze che non sono distribuiti equamente su entrambi i lati del corpo durante l'esecuzione di un esercizio. Questo tipo di allenamento è progettato per sfidare la stabilità del corpo, costringendolo a adattarsi e bilanciare il carico asimmetrico.

Caratteristiche principali:

1. Sfidare l'equilibrio: Utilizzando pesi o resistenze in modo non uniforme, l'allenamento asimmetrico costringe il corpo a stabilizzarsi, richiamando così più muscoli stabilizzatori e core.

2. Rinforzare i punti deboli: Poiché ogni lato del corpo lavora in modo indipendente, l'allenamento asimmetrico può aiutare a identificare e rafforzare aree più deboli che potrebbero essere trascurate in esercizi bilaterali.

3.Varietà di allenamento: L'introduzione di esercizi asimmetrici può rompere la monotonia di una routine di allenamento tradizionale, offrendo nuove sfide e stimoli al corpo.

Esempi comuni di esercizi asimmetrici includono sollevamenti su una sola gamba, press da spalla con un solo manubrio, o squat con un kettlebell tenuto su un solo lato del corpo. L'obiettivo principale è la creazione di uno squilibrio controllato per potenziare la stabilità e la forza in tutto il corpo.

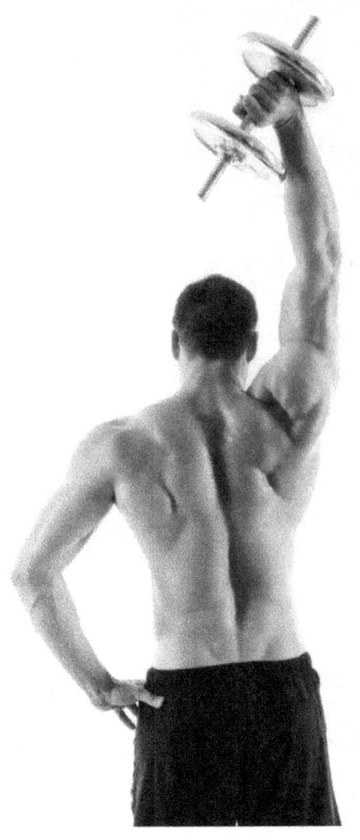

Esempio di allenamento asimmetrico: press da spalla con un solo manubrio

Infine, **la respirazione integrata**. Abbiamo discusso in precedenza l'importanza della respirazione, ma nelle tecniche avanzate, viene affrontata in modo ancora più dettagliato. Si tratta di integrare la respirazione consapevole in ogni esercizio, garantendo che l'ossigeno raggiunga ogni muscolo e che ci sia una corretta stabilizzazione del core.

Non si tratta semplicemente di respirare mentre si esercita, ma di sincronizzare il ritmo respiratorio con il movimento eseguito. Questa sincronizzazione ottimale può aumentare notevolmente l'efficienza di un esercizio.

Principali Benefici della Respirazione Integrata:

1. Ottimizzazione dell'energia: Integrando la respirazione con il movimento, ci assicuriamo che i muscoli ricevano l'ossigeno necessario proprio quando ne hanno più bisogno, riducendo così la fatica precoce.

2. Migliore stabilizzazione del core: La respirazione profonda e ritmica coinvolge il diaframma, che è strettamente collegato ai muscoli del core. Quando respiriamo in modo consapevole durante l'esercizio, stiamo automaticamente lavorando anche sulla stabilizzazione del nostro core.

3. Focus mentale: La concentrazione sulla respirazione non solo aiuta fisicamente, ma guida anche l'attenzione, permettendo una maggiore consapevolezza del corpo e una migliore esecuzione dell'esercizio.

Un esempio classico può essere trovato nello **yoga**, dove ogni posizione o movimento è associato a un preciso pattern respiratorio. Ma anche in allenamenti più dinamici, come il sollevamento pesi, la respirazione integrata gioca un ruolo cruciale: espirare durante la fase di maggiore sforzo (ad esempio, quando si solleva un peso) e inspirare durante la fase di rilascio aiuta a mantenere la stabilità e massimizza la forza esercitata.

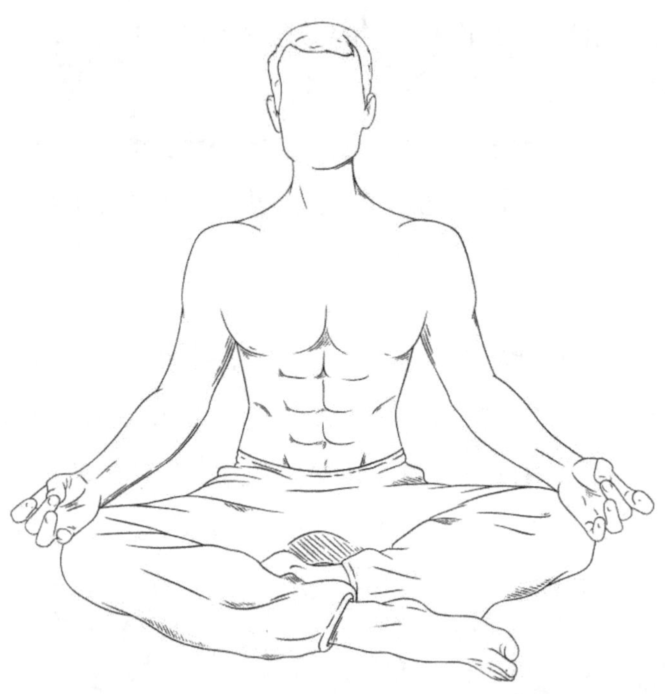

Queste tecniche avanzate offrono una prospettiva più dettagliata e specifica del fitness posturale. Non si tratta di sostituire gli esercizi di base, ma di integrarli, per un percorso sempre più completo e mirato. Avanzando nel percorso, diventa essenziale affinare la consapevolezza del proprio corpo, comprendendo e ascoltando ogni minimo segnale. Questa profonda connessione mente-corpo sarà il vostro alleato migliore nel viaggio verso una postura ottimale.

Nell'ambito del benessere e della salute, il fitness posturale rappresenta una componente fondamentale. Tuttavia, la sua vera potenza risiede nella capacità di integrarsi con altre discipline, arricchendosi di nuove prospettive e metodologie, e offrendo soluzioni ancora più complete e personalizzate.

Osteopatia e Chiropratica: Mentre il fitness posturale si focalizza sul rafforzamento e sull'elasticità muscolare per ottenere un corretto allineamento, l'osteopatia e la chiropratica si concentrano sulla struttura ossea e sulle articolazioni. L'integrazione tra questi approcci può portare a programmi di rieducazione posturale che considerano l'individuo in ogni suo aspetto, dalla testa ai piedi, garantendo interventi mirati e complementari.

Pilates e Yoga: Entrambe queste discipline enfatizzano l'importanza della consapevolezza corporea, della respirazione e della fluidità del movimento. Integrando le tecniche del Pilates e dello Yoga con il fitness posturale, si può raggiungere un equilibrio tra forza e flessibilità, potenziando il core e allungando i muscoli che possono causare tensione e squilibrio.

Psicologia e Mindfulness: La nostra postura non è solamente il risultato di abitudini fisiche, ma riflette anche il nostro stato emotivo e psicologico. La comprensione delle connessioni tra mente e corpo può rivelare cause profonde di squilibri posturali. Interventi psicologici, come la terapia cognitivo-comportamentale, o pratiche come la mindfulness, possono integrarsi con il fitness posturale per affrontare queste radici emotive, conducendo a un cambiamento duraturo e autentico.

Terapie Manuali e Massoterapia: Mentre il fitness posturale offre strumenti attivi per migliorare l'allineamento, le terapie manuali, come il massaggio terapeutico, possono rilasciare tensioni muscolari profonde e favorire il rilassamento. Integrando le terapie manuali, si può potenziare ulteriormente il percorso di rieducazione posturale, accelerando il recupero e riducendo il rischio di infortuni.

Nutrizione: La salute della nostra colonna vertebrale e dei nostri muscoli dipende anche da ciò che mangiamo. L'infiammazione, ad esempio, può essere esacerbata da cibi pro-infiammatori e può contribuire al dolore e alla rigidità. Integrando il fitness posturale con consigli nutrizionali mirati, è possibile supportare la struttura muscolo-scheletrica dall'interno, favorendo un recupero più rapido e prevenendo problemi futuri.

L'integrazione con altre discipline non solo amplifica l'efficacia degli interventi di fitness posturale, ma mostra anche quanto sia interconnesso il nostro corpo, in tutte le sue componenti. Questo approccio olistico, che considera l'individuo nella sua totalità, rappresenta la chiave per garantire benessere e salute duraturi.

Con questa consapevolezza di integrazione multidisciplinare, possiamo comprendere l'importanza di attingere ad analisi di studio e a storie reali con testimonianze concrete per mostrare l'efficacia di tali metodologie integrate nel quotidiano.

L'analisi dei casi di studio rappresenta uno degli strumenti più efficaci per comprendere a fondo l'efficacia e l'applicabilità delle tecniche di fitness posturale. Attraverso lo studio di situazioni reali, è possibile osservare come le teorie e le metodologie del fitness posturale vengano applicate nella pratica e quali siano i risultati ottenuti.

Il Caso di Marco: Da una Cifosi Marcata alla Riscoperta della Verticalità

Marco, 35 anni, programmatore informatico, si presentò con una cifosi toracica pronunciata, dovuta a ore passate davanti al computer. Dopo una valutazione posturale dettagliata, venne elaborato un piano di fitness posturale incentrato sul rinforzo dei muscoli della schiena e sullo stretching della zona pettorale. In sei mesi, Marco mostrò significativi miglioramenti, non solo nella postura, ma anche nella respirazione e nella fiducia in sé stesso.

Il Caso di Beatrice: Squilibri Muscolari e Dolori Persistente

Beatrice, ballerina di professione, lamentava dolori alla schiena e alle gambe. L'analisi rivelò squilibri muscolari dovuti a sovraccarico e ad una tecnica di danza non ottimale. Unendo tecniche di rilassamento, esercizi di riequilibrio muscolare e consigli sulla meccanica del movimento, Beatrice poté tornare a danzare senza dolore in meno di tre mesi, con una tecnica raffinata e una consapevolezza corporea rinnovata.

Il Caso di Stefano: L'importanza dell'Analisi Biomeccanica

Stefano, un runner appassionato, iniziò a sperimentare dolori al ginocchio. Una valutazione biomeccanica della sua corsa rivelò una pronazione eccessiva del piede. Con un mix di esercizi di rinforzo, suggerimenti sul tipo di scarpe da corsa e una formazione sulla tecnica di corsa, Stefano tornò a correre in sicurezza, proteggendo le sue articolazioni.

Questi casi di studio mettono in luce la versatilità e l'efficacia del fitness posturale. Ogni individuo porta con sé una storia unica, e le soluzioni devono essere altrettanto personalizzate. Ma una costante rimane: l'approccio olistico, che non si limita a correggere un singolo aspetto, ma considera la persona nella sua interezza.

Tuttavia, non si tratta solo di risolvere problemi una volta che si presentano. Il fitness posturale punta anche alla prevenzione. Analizzare i casi di successo non serve solo a "curare", ma anche a "prevenire", offrendo strumenti e conoscenze per mantenere una postura corretta nel quotidiano e durante le attività fisiche.

Concludendo, lo studio approfondito di casi concreti ci fornisce le prove tangibili di come un intervento mirato e basato su solide basi teoriche possa fare la differenza nella vita delle persone. Si tratta di un campo in continua evoluzione, dove la ricerca e la pratica vanno di pari passo, guidando ciascun professionista del settore verso nuove scoperte e soluzioni sempre più efficaci. Questa integrazione di teoria e pratica, evidenziata dai casi analizzati, ci prepara al prossimo punto: l'importanza dell'integrazione con altre discipline.

Le testimonianze reali di chi ha avuto esperienze trasformative con il fitness posturale forniscono non solo prova dell'efficacia di questo approccio, ma anche ispirazione per chiunque desideri intraprendere un simile percorso.

Roberta: *"Per anni ho combattuto con il mal di schiena. Avevo provato tutto: fisioterapia, yoga, pilates, ma nulla sembrava funzionare a lungo termine. Poi ho scoperto il fitness posturale. Con esercizi mirati e una maggiore consapevolezza del mio corpo, sono riuscita a migliorare la mia postura e a liberarmi del dolore."*

Alessandro: *"Come atleta, ho sempre spinto il mio corpo al limite. Ma con il tempo, ho iniziato a sentire dei dolori che compromettevano le mie prestazioni. Il fitness posturale mi ha aiutato a comprendere la causa di questi problemi e a lavorare per correggerli. Ora sento che il mio corpo è più bilanciato e pronto per le sfide."*

Luisa: *"Non avrei mai pensato che semplici cambiamenti nella mia routine di allenamento potessero avere un impatto così profondo. Grazie al fitness posturale, non solo ho una postura migliore, ma mi sento anche più forte e resiliente nella mia vita quotidiana."*

Queste storie rappresentano solo la punta dell'iceberg. Ogni giorno, molte persone scoprono i benefici del fitness posturale, trovando sollievo dal dolore, migliorando le loro prestazioni atletiche o semplicemente sentendosi meglio nel loro corpo. Queste testimonianze sottolineano l'importanza di approcci individualizzati e dell'integrazione della postura in ogni aspetto dell'allenamento.

Nell'era digitale, anche il mondo del fitness posturale ha visto l'introduzione di numerose tecnologie e applicazioni. Questi strumenti non solo rendono la pratica più accessibile ma offrono anche metodi avanzati per monitorare e perfezionare l'allineamento e la postura del corpo.

Uno degli strumenti più rivoluzionari è il sensore posturale. Si tratta di piccoli dispositivi indossabili, spesso attaccati alla zona della colonna vertebrale o inseriti in indumenti speciali, che rilevano la posizione e l'angolazione del corpo. Tramite una connessione Bluetooth, questi sensori trasmettono dati in tempo reale a una app sullo smartphone o sul tablet dell'utente. L'applicazione, a sua volta, può fornire feedback immediato, avvisando l'utente se la sua postura si discosta da un allineamento ideale.

Parallelamente ai sensori posturali, sono emerse applicazioni di realtà aumentata (AR) specificamente progettate per il fitness posturale. Queste app utilizzano la fotocamera dello smartphone per scansionare la postura dell'utente, sovrapponendo un modello ideale al corpo reale. Questa sovrapposizione permette agli utenti di vedere in tempo reale dove possono apportare correzioni.

Oltre alle tecnologie indossabili e alle app AR, l'intelligenza artificiale (IA) ha trovato applicazione nel settore. Numerose piattaforme ora utilizzano l'IA per analizzare i movimenti dell'utente, confrontandoli con una vasta banca dati di movimenti corretti. Quando l'IA rileva una discrepanza, può suggerire esercizi specifici o modifiche al movimento per aiutare l'utente a raggiungere una postura e una forma fisica ottimali.

Queste tecnologie non solo aiutano gli individui a monitorare e correggere la propria postura, ma forniscono anche ai professionisti del fitness posturale strumenti avanzati per valutare e assistere i loro clienti. Ad esempio, alcuni software specializzati offrono una dettagliata analisi biomeccanica, permettendo ai terapisti di creare programmi personalizzati basati su dati precisi.

Sebbene l'uso della tecnologia nel fitness posturale stia guadagnando popolarità, è fondamentale utilizzarla come complemento e non come sostituto del giudizio e dell'esperienza di un professionista qualificato. La tecnologia può fornire dati e analisi, ma la comprensione e l'interpretazione di tali informazioni richiedono ancora l'occhio attento di un esperto.

In conclusione, la tecnologia ha aperto nuove frontiere nel mondo del fitness posturale, rendendo la pratica più accessibile e personalizzabile. Attraverso l'uso intelligente di sensori, app e intelligenza artificiale, chiunque può ora avere una visione più chiara e data-driven della propria postura e allineamento, offrendo opportunità in precedenza inimmaginabili per migliorare e ottimizzare la propria salute posturale. E mentre ci immergiamo in queste innovazioni, rimane fondamentale il legame con gli approcci tradizionali e l'importanza del tocco umano nella guida verso una postura equilibrata e sana.

Capitolo 10: "Oltre il Presente: Sfide e Opportunità Future nel Fitness Posturale"

Mentre la comunità globale affronta le crescenti minacce del cambiamento climatico, diversi aspetti della nostra vita quotidiana vengono influenzati, compreso il fitness posturale. Può sembrare inaspettato associare il cambiamento climatico al nostro benessere posturale, ma la realtà è che le condizioni esterne modellano direttamente le nostre routine e abitudini di allenamento.

Iniziamo considerando le ondate di calore estremo che molte regioni stanno sperimentando a causa dei cambiamenti climatici. Queste temperature elevate rendono spesso impossibile svolgere attività all'aperto, costringendo molti a cercare rifugio in ambienti chiusi. L'adattamento a nuovi ambienti, come palestre o centri di fitness climatizzati, potrebbe richiedere un'attenzione particolare alla postura, specialmente se siamo abituati ad allenarci all'aperto su terreni naturali.

Un altro impatto significativo del cambiamento climatico riguarda le condizioni atmosferiche estreme, come piogge torrenziali o nevicate abbondanti. Questi fenomeni possono rendere impraticabili alcuni luoghi o superfici, spingendo gli individui verso alternative meno convenzionali e potenzialmente non ideali dal punto di vista posturale. Pensiamo, ad esempio, a chi decide di allenarsi in garage o in spazi domestici ristretti senza l'equipaggiamento adeguato.

Con l'innalzamento del livello del mare, le aree costiere potrebbero diventare sempre più soggette a inondazioni. Ciò potrebbe significare che attività tradizionali come jogging o yoga sulla spiaggia potrebbero dover essere adattate o rese impossibili in certe condizioni. La ricerca di alternative può presentare sfide posturali uniche, come l'adattamento a nuove superfici o la gestione di ambienti meno stabili.

Inoltre, le condizioni climatiche in rapida evoluzione possono avere un impatto sulla qualità dell'aria. Aria inquinata o condizioni di scarsa qualità possono rendere più difficile la respirazione durante l'attività fisica, costringendo molti a limitare o modificare i loro allenamenti. Qui, l'integrazione della respirazione diventa ancora più cruciale, garantendo che ogni esercizio sia eseguito con una profonda consapevolezza del flusso d'aria e dell'ossigenazione dei muscoli.

Infine, non possiamo ignorare gli effetti psicologici e sociali del cambiamento climatico. La crescente incertezza e le preoccupazioni per il nostro pianeta possono influire sulla motivazione personale e sul benessere mentale. Gli effetti stressanti del cambiamento climatico possono manifestarsi anche fisicamente, portando a tensioni muscolari e squilibri posturali che possono essere affrontati attraverso un approccio consapevole al fitness posturale.

In sintesi, mentre ci adattiamo alle sfide del cambiamento climatico, dobbiamo rimanere attenti e reattivi alle sue implicazioni sul nostro benessere posturale. E, come con qualsiasi sfida, queste nuove dinamiche possono anche offrire opportunità. Ad esempio, l'innovazione in termini di attrezzature, tecniche e metodi di allenamento potrebbe emergere come risposta a queste sfide, creando nuovi percorsi per una postura sana e un benessere ottimale.

L'era digitale ha portato con sé una serie di progressi e comodità. Ma, parallelamente, ha anche introdotto nuove sfide ergonomiche che influenzano direttamente la nostra postura e il nostro benessere fisico. Mentre nel punto precedente abbiamo esplorato come il cambiamento climatico può incidere sul nostro fitness posturale, è essenziale comprendere come l'ambiente digitale stia modellando le nostre abitudini quotidiane e le relative sfide posturali.

Le postazioni di lavoro basate su computer sono diventate la norma in molte professioni. Questa sedentarietà prolungata, spesso in sedie e scrivanie non ottimali, può portare a una serie di problemi posturali. La tendenza a incurvarsi verso lo schermo, ad esempio, può causare tensioni nel collo, nelle spalle e nella schiena. È quindi fondamentale attrezzarsi con mobili ergonomici, ma anche con consapevolezza e formazione su come utilizzarli al meglio.

Parallelamente, l'uso pervasivo degli smartphone ha introdotto il problema della "testa in avanti" o della "postura da telefono". Osservando gli individui assorti nei loro dispositivi, noterai spesso che inclinano la testa in avanti e in basso, creando un'angolazione non naturale che può causare tensione e dolore. Questo, unito all'uso frequente di tastiere piccole e touch screen, può portare a sfide ergonomiche significative.

Le cuffie e gli auricolari, sebbene convenienti, possono anch'essi contribuire a problemi posturali. Il peso o la pressione di alcuni modelli, ad esempio, potrebbe incoraggiare l'utente ad inclinare la testa o a spostare il collo in posizioni innaturali. E, mentre ascoltiamo musica o podcast, potremmo non essere consapevoli di come il nostro corpo reagisce ergonomicamente.

Un'altra sfida emergente è rappresentata dalla realtà virtuale. Gli occhiali VR, pur essendo una tecnologia rivoluzionaria, possono pesare sulla testa e sul collo dell'utente. La postura adottata durante le sessioni di VR potrebbe non essere ideale, specialmente se l'utente non è pienamente consapevole della propria posizione nello spazio fisico mentre è immerso in un ambiente virtuale.

Tuttavia, l'era digitale offre anche soluzioni. App e software sono ora disponibili per ricordare agli utenti di fare pause, eseguire esercizi di stretching o persino monitorare la postura in tempo reale. E le soluzioni innovative offerte dalla tecnologia possono, in molti modi, aiutarci a contrastare le sfide ergonomiche che ha introdotto.

E mentre navighiamo nell'era digitale, dobbiamo rimanere vigili e proattivi nel riconoscere e affrontare le sfide ergonomiche emergenti. Fortunatamente, con una combinazione di consapevolezza, formazione e tecnologia, possiamo garantire che la nostra postura e il nostro benessere fisico non siano compromessi, ma anzi siano potenziati e protetti. E la chiave potrebbe risiedere, nell'adattare e integrare le migliori pratiche del passato con le innovazioni del presente.

In un'epoca in cui le aspettative di vita continuano a crescere, la longevità non è solo una questione di durata della vita, ma anche di qualità della vita. E qui entra in gioco il fitness posturale. Mantenere una postura corretta e un corpo agile e flessibile non solo previene problemi muscolo-scheletrici, ma può anche avere un impatto significativo sulla nostra capacità di vivere una vita lunga e attiva.

Il corpo umano è un'opera d'arte biomeccanica, e come qualsiasi macchina, richiede una manutenzione regolare. Se pensiamo alla colonna vertebrale come ad un pilastro di sostegno, comprendiamo quanto sia cruciale mantenerla allineata e flessibile. Quando la postura si deteriora, questo pilastro può subire stress, portando a un'usura

prematura dei dischi intervertebrali e delle articolazioni.

Una postura scorretta non influisce solo sulla colonna vertebrale. Può alterare l'equilibrio, aumentando il rischio di cadute, un fattore di particolare preoccupazione man mano che invec-
chiamo. La ricerca ha dimostrato che le cadute
sono tra le principali cause di lesioni tra gli anziani, e una postura solida può giocare un ruolo
preventivo in questo scenario.

La longevità, però, non è solo l'assenza di malattia
o infortuni. È anche la capacità di godere della
vita, di partecipare alle attività che amiamo e di
mantenere un senso di indipendenza. Il fitness
posturale, in questo contesto, aiuta a garantire
che la nostra qualità della vita non diminuisca con
l'età. Per esempio, una mobilità articolare preser-
vata permette agli individui anziani di continuare
a svolgere attività quotidiane con facilità, come al-

zarsi da una sedia, camminare o anche semplicemente girare il collo.

Anche dal punto di vista cognitivo, il fitness posturale ha un ruolo. La postura eretta favorisce una
corretta ossigenazione del cervello. Quando
siamo curvi, la capacità polmonare diminuisce, e
di conseguenza, l'apporto di ossigeno al cervello
può essere compromesso. A lungo termine, una
buona postura potrebbe quindi contribuire a
mantenere le funzioni cognitive intatte.

Un altro aspetto fondamentale è l'interazione tra
postura e sistema cardiovascolare. Una postura
adeguata facilita la circolazione sanguigna, evitando stasi venose e potenzialmente riducendo il
rischio di malattie cardiovascolari. Con l'avanzare
dell'età, la salute cardiovascolare diventa sempre
più critica, e pratiche che supportano una circolazione ottimale possono avere impatti significativi
sulla longevità.

Il fitness posturale non dovrebbe essere visto solo come un mezzo per evitare dolori alla schiena o al collo, ma come una componente integrante di una strategia per una vita lunga e prospera.

Nell'attuale panorama della salute e del benessere, la salute mentale è emersa come uno dei pilastri fondamentali per un'ottima qualità della vita. Mentre il fitness posturale si concentra sul benessere fisico, non può essere disgiunto dal contesto mentale. Infatti, l'interconnessione tra mente e corpo è ormai indiscussa, e ciò che accade in uno influisce sull'altro.

Iniziamo considerando l'impatto della postura sulla mente. La ricerca ha dimostrato che una postura eretta non solo aiuta nella funzione biomeccanica del corpo, ma può anche influenzare positivamente l'umore e l'autostima. Al contrario, una postura chiusa e ricurva può amplificare sentimenti di tristezza o depressione. In questo modo, il fitness posturale, pur essendo centrato sul corpo, gioca un ruolo cruciale nell'influenzare la nostra sfera emotiva.

Ma il legame va anche nella direzione opposta. Lo stress, l'ansia o la depressione possono influenzare la nostra postura. Una persona stressata potrebbe avere le spalle tese e sollevate, mentre chi è depresso potrebbe manifestare una postura ricurva. Qui, la salute mentale agisce come un precursore delle condizioni fisiche, dimostrando la reciproca influenza.

Con l'era digitale e l'incessante flusso di informazioni, molti di noi sono sottoposti a un costante assedio di stimoli. Questo può portare a un sovraccarico sensoriale e a una riduzione della capacità di rilassarsi, riflettere e rigenerarsi mentalmente. E quando la mente è costantemente tesa, il corpo lo segue. Qui risiede la necessità di integrare pratiche come il fitness posturale con tecniche di rilassamento mentale, come la meditazione o la respirazione consapevole.

Un altro aspetto fondamentale è l'isolamento sociale. Nell'era della connessione digitale, paradossalmente, molte persone si sentono più sole che mai. E quando l'isolamento colpisce, la postura può risentirne, manifestando un atteggiamento chiuso e difensivo. Il fitness posturale, con la sua natura spesso sociale e comunitaria - pensiamo alle classi di gruppo o alle sessioni di allenamento condivise - può offrire un antidoto a questa solitudine, promuovendo connessioni reali tra le persone.

Inoltre, l'attività fisica, compreso l'allenamento posturale, libera endorfine, i cosiddetti **"ormoni della felicità"**. Questi neurotrasmettitori svolgono un ruolo chiave nella modulazione dell'umore e nella gestione dello stress. In un mondo in cui i disturbi dell'umore sono in aumento, la possibilità di utilizzare il movimento come mezzo per migliorare la salute mentale è inestimabile.

In sintesi, mentre avanziamo nella comprensione del fitness posturale, è essenziale riconoscere e accettare la profonda interconnessione tra mente e corpo. La crescente importanza della salute mentale non è solo una tendenza o un argomento di moda; rappresenta un riconoscimento delle complesse interazioni che definiscono il benessere umano. E mentre continuiamo a esplorare questo territorio, le opportunità per una vita più sana, equilibrata e soddisfacente diventano sempre più chiare.

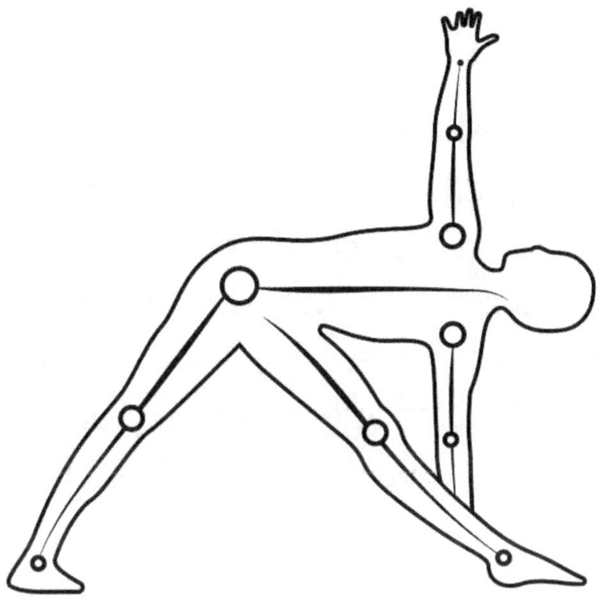

Nell'era moderna, la personalizzazione è diventata una parola d'ordine in quasi ogni settore, e il
mondo del fitness posturale non fa eccezione. La
crescente comprensione delle differenze indivi-
duali, sia genetiche che ambientali, ha portato a
un riconoscimento dell'importanza di adattare i

regimi e gli approcci alle esigenze uniche di ciascun individuo.

Al di là dei generici programmi di esercizi, la tendenza è ora quella di creare piani personalizzati, basati sulle specifiche condizioni fisiche, obiettivi e limiti di una persona. Non si tratta solo di adattare un programma esistente alle esigenze del cliente, ma di costruirlo ex novo, considerando ogni aspetto della sua fisicità, salute e stile di vita.

Grazie all'avvento della tecnologia, gli strumenti per ottenere informazioni dettagliate sulla postura e sulla funzionalità muscolare di un individuo sono diventati sempre più accessibili. La biomeccanica, ad esempio, offre dati precisi su come una persona si muove, permettendo ai professionisti del fitness posturale di identificare le aree che richiedono maggiore attenzione.

Inoltre, l'interazione tra nutrizione, genetica e postura sta emergendo come un campo di ricerca fondamentale. Attraverso l'analisi del DNA, è ora possibile ottenere informazioni sulle predisposizioni genetiche che possono influenzare la postura e la salute muscoloscheletrica. Questo, combinato con la nutrigenomica, può portare a piani nutrizionali personalizzati che supportano la salute posturale.

Tuttavia, la personalizzazione non si limita alla sola dimensione fisica. Ogni individuo ha un proprio vissuto, un insieme di esperienze e traumi, sia fisici che emotivi, che influenzano la sua postura. Integrando approcci come la psicologia e la terapia cognitivo-comportamentale, è possibile affrontare queste questioni su un piano più profondo, garantendo che la cura posturale sia non solo fisica, ma anche emotiva.

Questo livello di attenzione individuale rappresenta una vera rivoluzione nel campo del fitness posturale. Non si tratta solo di offrire al cliente un servizio migliore, ma di garantire risultati duraturi e significativi. La postura è infatti il risultato di una complessa interazione tra mente, corpo e ambiente. Riconoscendo e affrontando ciascuno di questi aspetti in modo personalizzato, si apre la strada a un benessere duraturo e a una qualità della vita migliorata.

La crescente domanda di programmi personalizzati evidenzia un cambiamento nel modo in cui la società vede la salute e il benessere. Gli individui non sono più disposti ad accettare soluzioni "taglia unica", ma cercano approcci che tengano conto delle loro specifiche esigenze. E nel contesto del fitness posturale, questa personalizzazione rappresenta non solo un vantaggio, ma una necessità.

Nel viaggio verso una postura ottimale e una salute globale, è fondamentale riconoscere e celebrare anche i piccoli traguardi raggiunti. Ogni miglioramento, per quanto minimo possa apparire, rappresenta un passo in avanti verso il benessere e un rafforzamento dell'autoefficacia. Festeggiare questi momenti non solo accresce la motivazione, ma rafforza anche la consapevolezza del proprio corpo e del percorso intrapreso.

Guardare al futuro nel mondo del fitness posturale significa rimanere costantemente informati e aggiornati. La scienza e la ricerca non si fermano mai, e ciò che oggi è considerato all'avanguardia potrebbe essere superato domani. Rimanere al passo con le ultime scoperte e metodi è cruciale per garantire un approccio sempre efficace e basato su evidenze concrete.

Ma al di là dell'aggiornamento professionale, c'è un aspetto ancora più profondo e personale da considerare: la pratica costante e la cura di sé. Il benessere posturale, come qualsiasi altra forma di salute, richiede impegno, dedizione e una pratica regolare. Non è sufficiente intervenire una sola volta e aspettarsi risultati duraturi. L'attenzione alla propria postura, l'esercizio fisico mirato e la consapevolezza corporea dovrebbero diventare abitudini quotidiane, integrate nella routine di ogni giorno.

In conclusione, il messaggio finale è uno di speranza e proattività. Il percorso verso una postura sana e un benessere complessivo è costellato di sfide, ma anche di successi. Con dedizione, formazione continua e una pratica costante, ciascuno può raggiungere i propri obiettivi e vivere una vita equilibrata, in sintonia con il proprio corpo. E non dimentichiamoci mai: **prendersi cura di sé è il miglior investimento che si possa fare.**

Se pensi che questo libro ti sia pia-
ciuto e ti abbia aiutato ti chiedo solo
di dedicare pochi secondi a lasciare
una breve recensione su amazon.it

Grazie

Daniele Bellini